T0203386

EL FUTURO DEL SEXO

EL FUTURO DEL SEXO

Karina Velasco
Lawrence Lanoff

CREADORES DEL MÉTODO YORGASMIC

Grijalbo

El futuro del sexo

Primera edición: marzo, 2020

D. R. © 2020, Karina Velasco y Lawrence Lanoff

D. R. © 2020, derechos de edición mundiales en lengua castellana:
Penguin Random House Grupo Editorial, S. A. de C. V.
Blvd. Miguel de Cervantes Saavedra núm. 301, 1er piso,
colonia Granada, alcaldía Miguel Hidalgo, C. P. 11520,
Ciudad de México

www.megustaleer.mx

ISBN: 978-607-318-931-6

Impreso en México – *Printed in Mexico*

El papel utilizado para la impresión de este libro ha sido fabricado a partir de madera
procedente de bosques y plantaciones gestionadas con los más altos estándares ambientales,
garantizando una explotación de los recursos sostenible con el medio ambiente y beneficiosa para las personas.

Penguin
Random House
Grupo Editorial

A todas las mujeres del mundo que están
levantando la voz y transformando sus vidas.
A los hombres que están dispuestos a vivir en
más paz y amor.

KARINA

Para mi madre, que me presentó a mi primer
maestro de tantra a los once años. Sin esta guía
no estaría en este momento donde estoy.

LAWRENCE

ÍNDICE

Introducción 11

Primera parte: El mapa del futuro

1. ¡Hablemos de sexo! 17
2. El ADN y las creencias 39
3. El mapa del futuro 57
4. ¡Hablemos de límites! 77
5. ¡Hablemos de deseos! 93
6. Los secretos del placer 103

Segunda parte: Magia

7. Secretos del hombre 125
8. Autoplacer 139
9. Principios energéticos 153
10. Las llaves del orgasmo 179
11. Elementos del orgasmo 205
12. Consciencia orgásmica 217

Tercera parte: Flow

13. El lenguaje del tacto 229
14. Intimidad energética 241

15. Prácticas de intimidad energética 257
16. Prácticas *flow* 277
17. El futuro del sexo 289

Conclusiones 297
Agradecimientos 301

INTRODUCCIÓN

Vivimos en un mundo que está evolucionando exponencialmente. Hay cambios masivos en finanzas, educación, tecnología, etcétera, pero nuestra sexualidad está atrapada en la época medieval. Los adolescentes tienen una educación sexual muy básica que toman de la pornografía y les enseñan esas ideas a otros jóvenes, lo cual los conduce a un círculo vicioso. Por su parte, los adultos experimentan el sexo basado en narrativas arcaicas llenas de vergüenza, culpa y miedo. Los seres humanos estamos incómodos en nuestra propia piel. El problema es que trabajamos muy duro con la información incorrecta y esto gasta nuestra energía, tiempo y capacidad energética para sentir placer. En pocas palabras, la mala información inhibe nuestra expresión y potencia sexual.

Desafortunadamente, el sexo permanece como un tabú en el mundo. Incluso podría decirse que las cosas van en retroceso. Las personas le tienen miedo al sexo, al embarazo y a las enfermedades venéreas porque carecen de la información correcta. Lo que empeora las cosas es que no saben cómo hablar de sus límites más básicos ni de sus deseos. La gente prefiere las drogas y el alcohol para derrumbar sus barreras mentales, miedos y restricciones, y así poder tener sexo.

Hay una falta de pensamiento crítico acerca de la sexualidad y de nuestro cuerpo que hace que le tengamos miedo a descubrir y a sobrepasar nuestros límites, así como lo que nos gusta y nos disgusta. Lo que sabemos de la sexualidad es menos del 10% de nuestra capacidad sexual y la mayoría estamos llenos de deseos que reprimimos y no expresamos, mismos que se quedan guardados en la sombra de nuestro ser. Lo que aprendemos es a través del entretenimiento, la pornografía y las redes sociales, por lo que nos relacionamos con el sexo de una forma desorientada e irreal.

Esta información sólo roza la superficie del sexo enfocándose en el acto de la fricción o penetración para procrear o a nivel recreativo. Algunos expertos afirman que las parejas casadas tienen sexo una vez a la semana, y que algunos solteros incluso tienen menos sexo. Estamos pasando por una sequía de recursos e intimidad. No nos damos el tiempo para disfrutar de los placeres simples de la vida. Una semana de 40 horas de trabajo (a veces más) constituye nuestro tiempo y nos olvidamos del placer. Necesitamos nuevas alternativas para crear conexiones plenas y satisfacer nuestra naturaleza sexual.

Estamos socialmente desconectados y pasamos el tiempo en nuestros celulares, así que creemos que es más fácil conectar con otros deslizando hacia la izquierda o derecha buscando parejas potenciales y sexo, a tener una conversación con un extraño en un café. Esperamos que nos manden la conexión en una caja de Amazon. El problema es que, como en Amazon, lo que viene en la foto del producto parece mejor que el producto en sí. Esto nos deja sintiéndonos vacíos, solos, decepcionados e incluso enojados.

La buena noticia es que la sexualidad va más allá de todo lo que sabes y lo que posiblemente estés imaginando. Nosotros podemos desprogramar las creencias que nos mantienen atrapados en la soledad, la vergüenza y el miedo para ser libres.

El sexo es espiritual. El sexo y el espíritu van de la mano.

El sexo y los orgasmos nos ofrecen casi todo lo que la gente busca en la espiritualidad, pero por la moral cultural hemos desmoralizado el sexo y el placer, lo que ha creado esta desconexión y nos ha convertido en seres menos empáticos, menos humanos y con más miedos acerca de lo que creemos del mundo que no es verdad. Las creencias incorrectas sobre el sexo han destruido nuestra habilidad para experimentar placer y libertad sexual.

Por todo esto, nuestra misión en Yorgasmic es empoderarte para reconectar y redescubrir el regalo de tu sexualidad en su esencia más pura y salvaje, y con ello hacer contacto con nuestra espiritualidad.

En este libro vamos más allá de la penetración para que puedas enfocarte en descubrir otras formas de cultivar el placer: el goce de mover tu cuerpo, de comer, tocar, bailar, respirar y experimentar. Liberarte y ser orgásmico sin penetración. A esto le llamamos "vivir en un estado de expansión placentera". Hasta que experimentes el camino Yorgasmic sabrás qué son la conexión y la intimidad profunda. Puedes pensar en nuestro programa como una guía para cultivar tu consciencia y disciplina erótica.

Todos están obsesionados con bajar de peso y estar delgados, pero deberíamos estar obsesionados con estar más conectados. ¿Te has imaginado cómo será el futuro del sexo? ¿Te has cuestionado si tus deseos más profundos acerca de la intimidad y conexión son normales? ¿Sabes todo lo que hay acerca de la sexualidad y la energía sexual? ¿Quieres crear las relaciones y la vida sexual que deseas tener?

En este libro vamos a contestar estas preguntas y te daremos las herramientas para que puedas comenzar a diseñar y a experimentar relaciones plenas y una intimidad profunda de una forma más empoderada a través de Yorgasmic. Este método es una ventana, una nueva perspectiva para descubrir el futuro del sexo en su totalidad, que utiliza la consciencia erótica y orgásmica para abrir las puertas de la libertad, la energía y el poder personal.

Yorgasmic es un estilo de vida que nos invita constantemente a vivir la pura experiencia de la vida sin identidad. A fusionar nuestro cuerpo y energía sin el "yo", creando momentos mágicos y espirituales.

En este libro hay secretos que están escondidos a plena vista, secretos que tienen el potencial de darte la llave para abrir el universo. Puedes acceder a ellos leyéndolo desde el espacio de la sabiduría de tu cuerpo. Prepárate para la magia que viene en camino.

Adolescentes, adultos, mamás y papás deberían de leer este libro y aplicar sus aprendizajes en el descubrimiento de su sexualidad. ¡Este método es el mapa del futuro de las relaciones íntimas y el sexo!

PRIMERA PARTE

EL MAPA DEL FUTURO

¡HABLEMOS DE SEXO!

¡Hablemos de sexo! Desarmemos todas las creencias y narrativas que reprimen nuestro gozo, placer y vida sexual. Todavía pensamos acerca del sexo de una forma arcaica y asumiendo que la sexualidad es algo moral. Nos compramos la idea de que el sexo es un pecado y que tiene que controlarse. Cuando tenemos sexo bajo estas narrativas nos sentimos avergonzados, culpables y llenos de miedo.

La mayoría de la información actual que tenemos sobre la sexualidad es incorrecta. Esto puede ser confuso para los que somos buscadores del placer. No es fácil elegir qué fuente de información creer porque la gente está tan hambrienta de aprender y descubrir más acerca del placer y del sexo que cree en la primera idea o filosofía en la cual el placer y el deseo están permitidos. En Yorgasmic hablamos del sexo sin adornos o mitos y con información más amplia del tema. Te decimos las cosas sin filtros y en su forma más directa y realista.

Recientemente hicimos una encuesta en nuestras redes sociales y descubrimos que hay más miedo a tener sexo y que no te vuelvan a llamar, a comprometerte con una pareja. ¿Puedes creerlo? Hay una idea exagerada del miedo al sexo. Miedo al rechazo, a la falta de validación, miedo que inhibe nuestra capacidad de conectar y tener intimidad. La gente quiere sexo, pero lo ve como un problema. ¿Por qué le tenemos tanto miedo a la sexualidad?

Cuando cuestionamos el sexo descubrimos que las cosas no son como pensábamos o como nos dijeron que iban a ser. La falta de congruencia de nuestras creencias, mitos e historias puede desatar negación, dolor o ira. Es natural actuar a la defensiva porque tratamos de proteger a toda costa nuestras estructuras mentales, pero es necesario deshacernos de ellas si queremos comenzar a hablar de sexo con una mente abierta.

Es por esto que te invitamos a que abras tu mente a estas respuestas y diferentes perspectivas, y que te permitas obtener claridad para tomar tus decisiones y finalmente vivir en libertad.

LA HISTORIA DEL SEXO

Para entender el sexo necesitamos ir un poco más atrás en la historia y conocer su naturaleza y evolución. Los humanos hemos sido anatómicamente iguales desde hace 100 000 años, y si disfrutamos el sexo en la era moderna, podríamos decir que nuestros ancestros también lo disfrutaban, ya que nuestro cuerpo nos ha mostrado qué nos gusta y que son necesarios el comer, dormir y los patrones de lujuria, nos dice el psicólogo Edward Shorter de la Universidad de Toronto.

Nuestros ancestros de las épocas de las cavernas escuchaban cuando su cuerpo les pedía dormir, comer o tener sexo. Parte de cómo la evolución se asegura de que se perpetúe la especie es garantizar que los humanos funcionen como reproductores, estimulando la dopamina para que se sientan bien. La vida necesita placer para asegurar la continuidad de la especie.

Creemos que en esa época los hombres tenían sexo rápido, la llamada "eyaculación precoz", porque cuando los humanos tenían sexo eran muy vulnerables a los predadores en el momento en que estaban en pleno coito. Además, el sexo rápido permitía que el hombre pasara la semilla a más huevos de diferentes hembras.

La historia se vuelve más interesante cuando hablamos de las mujeres multiorgásmicas. Creemos que ellas tenían múltiples orgasmos para recibir la mayor cantidad de esperma posible y fertilizar así sus huevos. En ese tiempo, entre más eyaculaciones tenían en su cuerpo, creían que era mayor la probabilidad de tener un embarazo sano, ya que los espermas tienen información y en esos tiempos no existía la monogamia. En el libro *Sex at dawn*, Christopher Ryan y Cacilda Jethá hablan de que incluso actualmente hay tribus en África en donde la mujer tiene coito con varios hombres del pueblo para que el hijo o hija herede los mejores atributos de toda la comunidad.

Asimismo, en los tiempos de los romanos y griegos sucedió un despertar filosófico e intelectual. Esto transformó el deseo carnal a una interpretación mental de nuevas ideas y creencias de la religión y la sociedad. Así fue como el sexo se convirtió de una necesidad biológica a un condicionamiento social. La sociedad empezó a aceptar que el sexo era más que un acto y debía de tener algún significado para ser válido. Si el sexo era por amor, romanticismo, por el deseo de encontrar a una pareja, era aceptado. En esta etapa surge el erotismo, que es la interpretación y la imaginación del sexo cuando se deja de ver como un acto y se mira como una experiencia de amor, comunión, etc. Esta nueva idea crea una moralidad en la cual se culpará a los que practiquen sexo sólo por placer.

En este tiempo estaban sucediendo dos cosas. La ideología tomó gran fuerza y filósofos como Platón se cuestionaban y creaban nuevas narrativas que fueron tomadas y utilizadas a favor de las religiones para controlar más a la sociedad. Una de ellas fue la idea de encontrar a tu "alma gemela", a tu "otra mitad". Esta idea creó un modelo espiritual al cual la religión le dio más fuerza. La población empezó a buscar y esperar a la persona perfecta, a su complemento con el cual viviría su destino.

También había un despertar en el arte que celebraba al cuerpo en su forma artística. Seres que descubrían el placer y el hedonismo. El sexo era lujurioso y excesivo con libertad para explorar con ambos sexos y en orgías. Este estado afrodisiaco del hedonismo fue remplazado por el matriarcado. El resultado fue que la madre era la única fuente para establecer descendientes e inmediatamente cambió a la monogamia creada por el hombre para asegurar que el descendiente fuera del padre. Éste es el principio del patriarcado, de lo llamado apolíneo. Esas ideas fueron las que crearon una línea en el sexo que no podemos cruzar. Lo curioso es que desde entonces esa línea se ha cruzado con este doble estándar que empieza desde la historia de Eva, la tentación y la serpiente, la narrativa más antigua de nuestra historia.

Cuando el catolicismo se convirtió en una de las religiones más importantes se instauró el matrimonio y se distorsionó la naturaleza del sexo para cautivar a los creyentes. El sexo se volvió parte de las obligaciones y los genitales pasaron a ser propiedad del otro.

Las religiones estaban enfocadas en la monogamia y en el sexo sin protección precisamente para poder multiplicar a los seguidores de la Iglesia. Esta situación fue la que hizo que el control prenatal se convirtiera en una acción moral, justo para controlar y producir más fieles.

En los tiempos medievales la religión tomó total control de las narrativas y la actitud acerca de los deseos carnales. Hombres y mujeres fueron afectados en su sexualidad por miedo a ser pecadores. En este tiempo otras circunstancias como la pobreza, el hambre y las enfermedades afectaron la poca atención que el humano le daba a la sexualidad. Esto sucedió por 1 000 años hasta la Revolución Industrial. En el siglo XIX surge con más fuerza la búsqueda del placer.

La liberación de la sexualidad sorprendió al mundo en los años sesenta, cuando surge la píldora anticonceptiva, la cual permitió que las mujeres se pudieran divertir y actuar con base en sus deseos, así como los hombres lo habían hecho en el pasado. En este tiempo surge el concepto del "amor libre", que se refiere a tener sexo por el simple hecho de obtener placer sexual. Esta liberación comenzó a darles poder a las comunidades de almas libres y desató miedo en la sociedad, religiones y en la agenda conservadora. La mayoría de las personas no sabía qué hacer con este movimiento. Las creencias de la mayoría eran que si tenías demasiado sexo no podrías ser parte funcional de una cultura. Así pues, el movimiento de "sexualidad libre" fue visto como una amenaza cultural que contagiaba el mal por las tierras. Y al poco tiempo de que los humanos hubieron probado el amor libre, estos grupos tomaron el control de nuevo de la sexualidad. Por cada acción hay una reacción, entonces podríamos decir que por cada acto de libertad siempre hay una actitud religiosa y sociedades morales que destruyen lo que ya se ha ganado.

Las normas culturales y sociales son las que dictan cómo somos en el sexo y en nuestras relaciones. Todavía creemos que podemos ser dueños de los genitales de otra persona y esto sólo provoca celos y violencia en el mundo. No hay necesidad de que estemos peleando por una vagina o un pene. Piensa en esto: cuando tienes un orgasmo normalmente te sientes satisfecho, ¿cierto? Seguramente lo último que quieres hacer es salir y pelear con alguien.

La cultura ha convertido el sexo en una abominación y la moralidad ha tomado el control de nuestra habilidad de tener sexo consciente. Todo lo que es natural es una ofensa a Dios. Este condicionamiento cultural afecta nuestra mente. Nuestras creencias nos desconectan de nuestra habilidad de tener placer y disfrutar de nuestra sexualidad, desarman nuestro cuerpo y nuestra capacidad de pensar críticamente. Sin embargo, las personas continúan influenciadas con esta creencia, felices de seguir su vida en un estado sexual e íntimo que está roto y creyendo que es algo normal, que es parte de vivir en sufrimiento.

Nadie controla nuestra energía sexual, nadie es dueño de nuestros genitales. Si crees en un Dios al que le importa más tu vagina o pene que el calentamiento global, la crisis económica o la inseguridad, entonces seguirás viviendo en terrible miedo al sexo. Según estas creencias, lo que haces con tus genitales o no es mucho más importante para Dios que todo lo anteriormente dicho.

Independientemente de nuestras creencias, todos tenemos diferentes preguntas que surgen en nuestra mente, pero por miedo, vergüenza social o culpa personal no cuestionamos. Por ello hicimos encuestas en nuestras redes sociales y éstas fueron las preguntas más populares y lo que las personas quieren saber sobre el sexo:

¿Qué es sexo?

El sexo es algo natural y una necesidad humana que sirve para combinar materiales genéticos y que es necesario para la perpetuación de la vida. Quien te diga lo opuesto vive alejado de la realidad o miente. El sexo, aparte de las necesidades básicas como respirar, alimentarnos, beber agua y defecar, es necesario para nuestra supervivencia. Si no tenemos sexo, no hay raza humana.

El sexo establece conexiones, intimidad y unión social. Podemos ver este comportamiento claramente en los bonobos. Estos chimpancés usan el sexo y el placer para tranquilizar, conectar y establecer uniones sociales. Los humanos somos iguales, si tenemos sexo íntimo con alguien, nos sentimos más conectados y unidos con ellos.

El punto de vista de Yorgasmic es que todos los movimientos de energía sexual son positivos. Tenemos el sexo que consiste en el punto *a* adentro del punto *b*, y tenemos los movimientos de energía sexual que van más allá de la penetración. Ambos nos hacen humanos, y nos permiten sobrevivir y tener salud, y la energía sexual nos da creatividad y gozo.

¿Cuáles son las razones por las que queremos tener sexo?

Hay infinitas razones e historias para justificar por qué la gente quiere tener sexo. A veces queremos o no queremos tener sexo por las cosas que creemos de él. Creemos que el sexo va a hacer que alguien nos ame, nos valide o porque queremos algo a cambio. El punto es que queremos sexo. Las historias que nos decimos sobre el sexo son una justificación para nuestras acciones. ¡Así de simple!

¿Cuáles son los problemas con el sexo?

Hay problemas con el sexo porque estamos usando los modelos incorrectos y no aceptamos nuestros deseos sexuales.

El problema surge de las estructuras mentales que tenemos acerca de éste que están llenas de creencias que generan culpa interna, vergüenza y culpabilidad externa. La realidad es que, en un nivel más básico, a los humanos les gusta meter cosas adentro de aperturas. Somos criaturas curiosas que amamos la dopamina y esto es lo que hacemos para obtenerla.

Tenemos que empezar a aceptar que las cosas son así. Si tenemos una apertura, en algún punto, queremos que la llenen o llenarla. Ésta es la naturaleza, esto es el sexo. Nuestra falta de aceptación de esta realidad ha creado modelos religiosos y culturales que nos mantienen en un ciclo psicológico-emocional vicioso.

Los hombres quieren sexo, pero no tienen un entrenamiento apropiado, ya que aprenden de la pornografía. La mayor parte de la pornografía consiste en dominar y tener poder sobre el otro. Es acerca de la pertenencia del cuerpo de la mujer y sus genitales. A los hombres les enseñan que cuando una mujer dice que no, lo que realmente quiere su vagina es sexo. Esto les enseña a los hombres a no escuchar, tener falta de empatía y justificar sus comportamientos inapropiados. Lo que hace la mujer es justificar lo que está pasando con una historia o se vuelve indiferente para no sentir nada.

Éstos son los comportamientos acerca del sexo que los hombres adolescentes aprenden y luego son los que enseñan a las mujeres para poder sentir que saben. Este tipo de sexo es horrible y los hombres se preguntan por qué las mujeres no quieren hacerlo. El sexo en disociación o inconsciente es muy mal sexo que nos deja sintiéndonos infelices y arrepentidos. Éste es el estado del sexo hoy. Nadie gana, nadie se comunica, el sexo no es divertido. Los hombres aprenden que si la mujer es dueña de su vagina debe de ser una puta —porque sólo a las putas les gusta el sexo y son dueñas de su vulva—. Esto es lo que la falta de educación sexual nos enseña. La ignorancia y los malentendidos crean este círculo vicioso de falta de orgasmos y placer.

¿Por qué es tan difícil tener sexo?

Usamos los mitos y tabús como excusas para no tener sexo. Los mitos nos desconectan de nuestra habilidad para tener placer. Es por esto que la gente depende de las drogas o el alcohol para tener sexo; es la única forma que tienen para sobrepasar sus defensas. Utilizan estas sustancias como aliadas a las que culpan por haber tenido sexo con frases como: "No fui yo, fue el alcohol", "No me acuerdo, estaba pedo". Cubrimos nuestra vergüenza, culpa o miedo de tener sexo creando excusas para no tenerlo, nos protegemos mutuamente para evitarlo o usamos drogas o alcohol para compensar el ser "un chico malo" o "una chica mala".

En esta década la moda es "espiritualizar el sexo" con algunas reglas que justifican el placer y que permiten tener sexo de cierta forma, ya sea entre dos o con parejas múltiples. Nuestra meta es hacer que esta información sea accesible para todos.

Es importante que sepas claramente lo que está pasando en el mundo de algunos cultos llamados "Maestros de sexualidad sagrada" y puedas decidir qué vida quieres vivir y de quién quieres aprender.

El punto es que el sexo es sexo y que todos queremos hacerlo.

¿Quién es una buena pareja sexual?

Una buena pareja sexual es alguien que tiene una aceptación incondicional de tus deseos más oscuros. Una pareja que esté abierta a probar cosas nuevas y que escuche tu deseo, aunque no lo entienda.

En Yorgasmic tenemos una mentalidad adulta. Esto significa que estamos en una relación con un adulto y que sabemos que nuestra pareja es libre de hacer lo que quiera con sus genitales. Como mujeres, hay que confiar en que sabemos tomar decisiones acerca de nuestro vientre y nuestra vagina en nuestro poder.

Debemos de llegar a una realidad práctica basada en el entendimiento de que no eres dueño de los genitales de tu pareja. Tu pareja no es tu propiedad. En el futuro del sexo queremos entrar a una relación como adultos espirituales que desean explorar cosas similares.

El punto primordial es que tenemos que aprender a confiar en que nuestras parejas son adultos y que saben qué hacer con sus cuerpos. Eso es una pareja real.

¿Por qué a las mujeres no les gusta tanto el sexo como a los hombres?

Ésta es una premisa incorrecta. Las mujeres quieren tener sexo, pero se enfrentan con mucha más vergüenza cultural y culpa que los hombres. Hay cuatro razones por las cuales las mujeres no quieren tener sexo:

1) El riesgo de ser deshonradas por su familia y cultura.
2) No saben lo que se siente estar seguras durante el sexo. Eso significa que no saben lo que es un espacio consciente y seguro sexualmente.
3) Quizá porque los hombres en general no se la cogen apropiadamente.
4) Porque las mujeres han estado tolerando el sexo obligatorio y eso no es divertido.

Las mujeres tienen que dejar de pretender que el sexo se siente bien y dejar de fingir los orgasmos por querer cuidar el delicado ego del hombre. En un punto, la mujer tendrá que hablar y comunicar lo que realmente quiere, esto va a cambiar los comportamientos en la sexualidad y la vida íntima.

¿El sexo puede ser adictivo?

No hay adicción sexual. No puedes ser adicto a algo que es necesario para la supervivencia de la especie. La adicción es un mito. Los mitos nos mantienen en un estado continuo de conflicto que nos hace sentir sufrimiento. Con sólo pensar el sexo, automáticamente sentimos conflicto, confusión y dolor, y a esa sensación es a la que nos volvemos adictos.

¿Por qué no siento deseo sexual?

Muchas personas tienen sexo con la psicología de un adolescente de 14 años, se congelan en el tiempo y les da pena pedir lo que en realidad quieren sexualmente. El sexo sin palabras permanece confuso y misterioso. La falta de comunicación, los mitos y las constantes malas experiencias sexuales son las razones por las cuales no sentimos deseo.

¿Qué hay de la infidelidad sexual?

La infidelidad tiene una larga historia en la cultura, que comenzó en el momento en que a la mujer se le clasificó como propiedad. La idea era que tu cuerpo, en general, y tu vagina, en específico, me pertenece a mí, tu hombre. Y yo como tu dueño tengo el derecho de tu sexualidad. Si tú tienes sexo con alguien más, mi propiedad personal, que es tu vagina, se contamina del esperma, el sudor y la energía de otro. Por eso la mujer requería reprimir y monitorear su sexualidad todo el tiempo.

Hemos retenido esta idea de la pertenencia y la historia de que la vagina no puede ser contaminada por otro humano. Realmente creemos que tenemos el derecho de ser dueños de los genitales de nuestra pareja, lo cual en realidad no es posible. Pero por todas estas historias es típico culpar a la mujer por no querer sexo o porque nos engaña. Esto nos lleva al segundo problema. Una mujer o un hombre que no es bien cogido en su relación primaria no quiere tener sexo. Y por lo que sabemos, hay mucho sexo mediocre allá afuera, o ni siquiera hay sexo.

Si no me cogen bien, salgo a ver qué hay. Es la naturaleza de querer buscar cómo cubrir las necesidades biológicas. La otra opción es que sí tienes buen sexo en casa, pero que tu pareja tenga ganas de probar algo nuevo y diferente de vez en cuando.

La vagina de la mujer es libre y siempre lo será. Todo lo demás es una historia cultural de posesión, propiedad y contaminación, y éste es un juego que ya no queremos jugar.

¿Qué pasa con el sexo entre el mismo género?

Ser heterosexual u homosexual es una mitología. El sexo es una continuidad de energía que cambia y evoluciona, así como nosotros cambiamos y evolucionamos.

Los cuerpos están hechos para estimular la energía sexual. La razón por la que tenemos pechos o un pene es para capturar la atención del potencial sexual de las parejas. La atracción es simbólica y si quitamos todas las etiquetas y todas las moralidades, entonces encontraremos que todas las atracciones están por todos lados y que no se definen por ser heterosexual, gay, bisexual o tener otras preferencias. Si vivieras en una cultura libre y fueras una persona abierta, entonces probablemente te gustaría probar algo con otro género.

¿Por qué el porno es tan popular?

Muchos de los estudiantes llegan a nosotros con miedos y ansiedades acerca de su uso del porno. Al parecer, muchas personas se pueden quedar atrapadas en activar su dopamina a través del porno y usarlo como un escape de la realidad. Pero también puedes usarlo en una forma más positiva y que apoye tu vida.

La pornografía existe. Esto es una realidad. A los humanos les gusta ver a otros humanos teniendo sexo. El porno es una reflexión de nuestra psique sexual. La parte negativa es que crea un mundo poco real porque estás viendo a gente dando un show y que actúa en el sexo. No se trata del placer, sino de la dominación y de tener un poder falso de que el pene crea orgasmos con el contacto. Esto no es realista.

Las películas violentas, el sadomasoquismo y el porno son los estímulos más fuertes. Lo que vemos en ellos sobreestimula nuestros sentidos y nuestro cerebro. Esto activa sensaciones fuertes y emociones que activan nuestra energía sexual. El porno se usa como una herramienta para activar la excitación y permite que continúes cultivando tu deseo y apetito sexual. El problema es que cuando se usa en exceso puedes acostumbrarte a un estímulo fuerte, sentir algo y luego creer que es algo normal cuando tenemos sexo con una persona real.

El porno es un escape de nuestros deseos más profundos, por eso la mayoría ve porno en un espacio solitario, porque probablemente se siente avergonzada de sus deseos con sus parejas, y cuando hay vergüenza en el sexo ya es parte del ciclo vicioso que mencionamos anteriormente.

Imagina un mundo en donde vemos el porno como una parte de la vida, donde lo usamos para alterar nuestro humor, bajar la depresión y tolerar nuestras diferencias sexuales.

Si usas la pornografía estás aumentando tu tolerancia de diversidad y comportamientos sexuales. Entonces deja de pensar que el porno es demoniaco y úsalo con consciencia. Si usas el porno para escapar de tus emociones tal vez no sea lo mejor para ti, tampoco si lo usas como un medio de educación. Es como querer aprender a manejar viendo la película *Rápido y furioso*. El porno te prende y sazona tu vida sexual.

¿Por qué el sexo anal es un tabú?

Nuestra cultura ha evolucionado con ciertas normas sociales. Las narrativas sobre las heces son acerca de la gente que contrae enfermedades por esta práctica y la norma es estar lejos de ellas. Sin embargo, en nuestra cultura moderna tenemos enemas y distintas formas de tener higiene. Así que no hay una razón puntual por la cual no tener sexo anal. Ahora, si tu sistema digestivo no funciona bien y no tienes múltiples formas de limpiarte después del sexo anal, tienes un problema mecánico.

Psicológicamente, el sexo anal es una experiencia en donde te rindes de forma espiritual. Para que algo entre a tu ano tienes que relajarte a niveles conscientes e inconscientes. El ano tiene dos anillos, el interno y el externo. El interno es controlado por la mente subconsciente. Por ejemplo: quieres probar, pero inconscientemente estás preocupado de la posibilidad de que el sexo anal es algo malo. Por obvias razones, esto no permite que tu segundo anillo se relaje. Esto pasa porque nuestro sentido de la moralidad existe en la mente subconsciente. Para disfrutar el sexo necesitas relajar tu consciente y subconsciente simultáneamente. Si relajas ambas mentes esto te puede llevar a un gozo orgásmico y a una pérdida de tu identidad.

Cuando tienes sexo anal profundo te puedes perder, y la experiencia del placer se intensifica porque tienes muchos grupos de nervios que son estimulados y crean placer en tu ano. Si te relajas y tu cerebro activa estos canales de placer, éste sube a tu cerebro y te encuentras en gozo absoluto. Ésta es la razón por la que el sexo anal es complicado.

¿Qué es mejor: una vagina suelta o apretada?

Una vagina apretada, históricamente, ha sido la llave del valor social de la mujer. Eso es lo que nos enseñaron desde hace cientos de años. Las vaginas apretadas son buenas para la cultura, porque la mujer está conscientemente limitada en el deseo del sexo en general. Si como mujer tu experiencia sexual sólo está "bien" o no tienes suficiente placer, entonces el sexo te deja de interesar y esta falta de interés hace que tengas sexo con tu hombre para satisfacer sus deseos sexuales. El tener placer limitado asegura la fidelidad femenina porque el deseo se duerme.

Los hombres no tienen idea de lo que una mujer siente al tener una vagina apretada. Esto le suena bien al hombre, porque la mayoría de las experiencias sexuales del hombre son en la masturbación. Una mano apretada, con alta velocidad y mucha fricción lleva al orgasmo. El hombre quiere a una mujer que parezca su mano.

Imagina que estás apretando tu puño lo más que puedes por dos minutos. Si aprietas fuerte te va a costar abrir el puño, tu mano estaba tan apretada que no va a funcionar apropiadamente, pierde sus funciones. No se siente bien, ¿cierto? Imagínate tratando de tener un orgasmo.

La cultura nos enseña que una mujer tiene que apretar su vagina para que el hombre pueda "sentir". Su valor social es la experiencia sexual con una apertura apretada. En el mundo vemos a las mujeres caminando con la energía contraída, tratando de mantener su vagina cerrada, incluso se dice que no sueltes la moneda que está entre tus rodillas.

En uno de nuestros retiros, una mujer en sus setentas se acercó llorando. Nos dijo que nunca había experimentado una vagina relajada antes de ese día. Nos dijo: "Éstas son lágrimas de gozo, lo bueno es que todavía tengo tiempo".

Lo que nadie nos dice es que el sexo tenso y apretado es generalmente incómodo para las mujeres, y que el estrés lo hace aún peor.

Las creencias religiosas han removido el clítoris de la mente de las mujeres y las narrativas continúan con la creencia de que las mujeres despiertas tienen que enfocarse en el corazón y no en la vagina. Las mujeres que dicen estar "despiertas y conscientes" también han perdido el timón del placer.

En el mundo occidental no cortamos el clítoris, pero la religión o la espiritualidad nos ha cortado la experiencia del placer y del sexo. Las mujeres creen que están haciendo algo bien perdiendo contacto con su sexo y trascendiendo la sexualidad. Los humanos modernos han perdido la habilidad de tener placer. Una vagina apretada es la llave para controlar a la mujer en el sexo y una vagina relajada es la llave del placer expandido.

¿Importa el tamaño del pene?

Los hombres, en general, están llenos de inseguridad y vergüenza por el tamaño del pene. Los estudios acerca de la anatomía masculina del *British Journal of Urology International* (BJUI) muestran que, en promedio, un pene erecto mide cinco pulgadas (12.7 centímetros). En este sentido, el tamaño no importa; la técnica y la información, sí. Los hombres tienen que aprender a usar su pene de una forma distinta a un contacto con fuerza bruta. Asimismo, para la mayoría de las mujeres el tamaño no importa, pues usualmente van más allá de los genitales, se enfocan en la experiencia sensual. Esto les puede dar más placer que la penetración. Los hombres sexualmente educados y bien entrenados que tienen un pene pequeño se darán cuenta de que un pene pequeño, bien usado, puede ser muy orgásmico. En este libro te contaremos cómo usar la consciencia energética para darle más poder al pene y que tenga el impacto de un pene grande. Del mismo modo, si tu pene es grande y no sabes cómo usarlo, puede ser doloroso y nada placentero.

La idea en este libro es que aprendas a usar otras herramientas para dar tremendo placer sin otorgarle todo el poder a tu pene.

Los penes han sido el centro del universo en el mundo sexual y sinceramente esto es un mito. Si entendemos esta idea, podremos liberarnos de la tiranía del pene.

Necesitamos hacer del orgasmo algo nuestro y aprender a compartirlo con otro a través de la comunicación y apertura. Esto no tiene nada que ver con el pene.

¿Es verdad que con condón no sientes el mismo placer?

Uno de los mitos más grandes en el sexo es que el uso del condón no te permite sentir la estimulación y cercanía. Ésta es una verdad en las comunidades tántricas, donde el uso del condón se ve como algo "no iluminado". Si el condón es un problema, ¿por qué crees que no te das cuenta si el condón se rompe o si se sale? ¿Por qué tienes que checar el condón a cada rato? Porque en realidad no tenemos idea si está ahí o no. Los condones están diseñados con materiales que no causan una gran diferencia en la sensibilidad del pene. El condón nos ayuda a protegernos de las enfermedades de transmisión sexual y de los embarazos. Aquellos que creen que no van a tener enfermedades venéreas porque son muy espirituales o despiertos deben de ser tratados como gente que no vive en la realidad. Hay que usar condón en todos los casos.

Otra creencia es que no puedes sentir la energía de la otra persona porque hay un látex en medio de la conexión. En Yorgasmic sabemos que la energía va más allá de cualquier barrera física. Si alguien es un verdadero maestro energético conoce esta verdad acerca de la energía. Sólo los *amateurs* y charlatanes proclaman que no pueden sentir la energía sin condón.

El uso del condón es ser consciente de tu salud sexual. Es un aviso de tu límite y tu disposición de cuidar tu cuerpo; es un principio de autocuidado. El que te diga lo contrario seguramente está tratando de cogerte sin condón.

¿Cuál es la diferencia entre el sexo sin consciencia y el sexo del futuro?

El sexo sin consciencia usualmente viene acompañado de mucho drama que queremos evadir o está lleno de vergüenza o culpa después de hacerlo. Muchas veces, si sobrepasamos nuestros límites, nos sentimos mal y seguimos pensando que hicimos algo mal. Estamos llenos de culpa y en este estado surgen los miedos.

En el sexo del futuro puede que surjan los miedos porque no hay dónde esconderse. Una conexión sexual real puede traer consigo emociones, lágrimas, nuevas sensaciones y nuevos estados de consciencia. Esto puede dar miedo, porque no estamos educados para ver el sexo como es: una experiencia transformadora.

La religión enfoca el sexo en la penetración, pero si vamos más allá de ella podemos concentrarnos en la conexión y en muchas otras cosas aparte de la vagina y el ano. El placer está en todos lados. Nosotros salimos de este molde y aprendemos que podemos ser orgásmicos sin ningún tipo de penetración física.

Sexo inconsciente:

- Sexo sólo con la intención de procrear o como una actividad recreativa.
- Elegir con miedo y confusión.
- Sexo para nuestro propio beneficio, sin considerar al otro.
- Mentiras y manipulación para tener sexo.
- Sexo superficial y rápido.
- Sexo sin límites.
- Sexo sin la conversación de salud sexual.
- Sexo enfocado en los genitales y la penetración.
- Sin empatía.

El futuro del sexo:

- Usar la energía sexual para conectar con consciencia.
- Profundizar en el miedo, abrazarlo en libertad y aceptarlo incondicionalmente.
- Usar las prácticas y las llaves del orgasmo, de las que hablaremos más adelante, para que el sexo sea placentero en todos los niveles del ser.
- Elegir desde el amor, conexión, placer, diversión y gozo.
- Sexo considerando al otro.
- Una forma de conectar con niveles altos de placer en el cuerpo, emociones, energía y mente. El sexo se convierte en una experiencia sensual holística.

- Sexo para conectar y compartir con alguien más, no como un escape o para tener validación.
- Comunicar tus deseos, límites y salud sexual.
- Sexo lento y suave. Entre más lento más placer.
- Sexo que va más allá de la estimulación genital y la penetración. Ésta es la experiencia Yorgasmic.

EL ADN Y LAS CREENCIAS

Imagina que estás caminando en una calle hacia tu trabajo. Caminas interactuando con la vida, los amigos, amantes, tu pareja, la familia y algo adentro de ti se siente desconectado, dormido, como si no estuviera vivo. Para muchos de nosotros ésta es una sensación común cuando no estamos en nuestro poder.

Las creencias son interesantes porque para nosotros se sienten reales, pero no podemos sacarlas de nuestra mente y mostrárselas a la gente. Todo lo que podemos hacer es hablar de una representación simbólica que existe en nuestra mente acerca de algo de lo cual tenemos una respuesta emocional fuerte. En otras palabras, lo que hace que algo sea una creencia es nuestra reacción emocional ante ella. Te pregunto esto: ¿Cuándo fue la última vez que te sentiste emocionalmente afectado por algo?

Si eres como la mayoría de las personas, probablemente haya sido hace poco y fue porque no viste que estabas en lo incorrecto y respondiste con una emoción fuerte. Por ejemplo: yo tengo una sensación fuerte acerca de la dirección por la cual caminaba, sabía que era la dirección correcta. Sin embargo, después de caminar un rato me di cuenta de que mi dirección era incorrecta. Todas las señales parecían correctas, incluso había discutido con un amigo al respecto, pero no era así. Ésas son las creencias. Son las cosas en las que crees cuando tienes tres, cinco o 15 años que sigues utilizando y que no son ciertas. El problema en la vida no es lo que crees, el problema es en lo que crees y que es incorrecto.

Hemos usado el sistema de creencias, la idea del dolor y sufrimiento por más de 3 000 años. Esta idea no va a funcionar o ya lo hubiera hecho. En realidad, con todo el dolor y el sufrimiento que la gente tiene, el mundo no es particularmente un planeta amable. El mundo tiene muchos problemas y ni las guerras ni la violencia se resuelven. Esta idea del sufrimiento es muy vieja, pero mucha gente la sigue creyendo desde sus entrañas.

Queremos simplicidad en la vida. Las cosas son simples y es fácil acceder a la claridad. Es importante soltar las creencias que puedes cuestionar que posiblemente sean erróneas. Si esa creencia te hace sentir mal, entonces suéltala; si te hace sentir bien, sigue pensando en ella. No importa en lo que creas, importa cómo te sientes al respecto.

Lo que quiero que hagas, si estás abierto, es probar una nueva creencia. Lo primero es escribir una lista de tus creencias actuales acerca del placer, el sexo y la conexión. La sociedad nos dice que el placer es algo malo y que el autoplacer es peor, y lo aceptamos porque le damos demasiado poder a las voces externas. No las cuestionamos por culpa o vergüenza. Si continuamos pensando en estas mismas creencias acerca del placer, el sexo y la intimidad, entonces tendremos el mismo sexo, las mismas relaciones y nada de placer. Tenemos que cambiar nuestra mente para que nuestras acciones puedan crear diferentes resultados. Cuando soltamos las ideas viejas, hacemos espacio en nuestro cuerpo, emociones y energía para permitir que el placer y el gozo surjan de nuestro ser. Cuando nuestros derechos divinos brillan, estamos abiertos, nos sentimos cómodos y somos orgásmicos. Este estado del ser atrae a personas que quieren sentirse de esta forma y situaciones que elevan lo que ya eres.

La energía sexual y el sexo están para sentirse y experimentar placer con todos sus beneficios. El sexo no es tener creencias y mitos que bloqueen nuestras conexiones e intimidad. Por el contrario, si queremos abrazar y aceptar nuestra sexualidad y nuestros deseos, necesitamos desarmar nuestra moralidad y creencias sobre el sexo para poder crear lo que realmente queremos.

Éstas son las cinco llaves para soltar las narrativas y creencias. Este ejercicio te va ayudar a hacer más espacio en tu cuerpo, emociones y energía para que puedas navegar el mapa del futuro.

1) Acepta la realidad y lo que es.
2) Crea consciencia.
3) ¡Suelta estas creencias!
4) Cambia los opuestos.
5) El nuevo lente; el poder de un grado.

ACEPTA LA REALIDAD Y LO QUE ES

Para el propósito de este libro pensemos que la realidad son los principios que te ayudarán a navegar en tu vida sexual y el placer. Los principios son importantes, porque nos ayudan de una forma general, son nuestro compás. Donde sea que estés, sabes dónde está el norte. En este sentido, el compás es una herramienta general que te puede ayudar en muchas situaciones. Lo que te compartimos es para que tú puedas crear y desarrollar tu propio compás acerca del sexo y el placer.

Empezaremos con estos principios que vas a cultivar con la práctica.

Genera tu felicidad duradera

Esta felicidad no proviene de nada externo, pero lo que pasa afuera te afecta. Esta felicidad es creada cuando tu mente se sintoniza con la realidad; entre más claridad tengas de la realidad, más duradera será tu paz mental. Si tienes la idea de que algo verdadero es tu meta, vas a decepcionarte porque no hay verdades absolutas. Si estás decepcionado y avergonzado, esto hace que tu mente se sienta mal.

Mantén tu casa mental limpia

Si permites que otras personas arreglen tu mente vivirás forzado a creer lo que ellas creen. Esto ya pasó con tus padres. Ahora es tiempo de crear límites basados en lo que estás aprendiendo de sexualidad y de la realidad. Las ideas pueden ser poderosas o tóxicas. Discernir qué ideas dejas entrar a tu mente, qué contenido ves y qué información consumes es importante. Si no te sientes bien, no les des permiso de entrar. Para mantener tu casa mental limpia te recomendamos seguir estos dos pasos.

▶ No creas mucho en algo. Todas las creencias son historias y todas las historias son creadas por el hombre. Si te vas a contar una historia, al menos crea una que te haga sentir maravillosamente bien. Por ejemplo, a mí me gusta decirme que soy súper atractiva. No sé si sea cierto o no. Lo que sí sé es que cuando me digo esto, me siento bien. Éste es el punto.

▶ Cambia tus creencias hasta que encuentres las que te permitan tener mejor sexo y mejores conexiones. Si sigo creyendo que no me merezco placer o que nadie va a querer estar conmigo, esto es tóxico para tu mente.

CREA CONSCIENCIA

La consciencia es la sabiduría y percepción de una situación o tema. Cuando estamos conscientes, vemos la raíz del bloqueo y podemos cambiar ese pensamiento y disolverlo. Por ello debes de tener disposición para observar lo que piensas y descubrir quién eres, ya que tus pensamientos crean tu realidad, es decir, lo que piensas lo creas y en lo que crees te conviertes. La gente tiene fe y le gusta creer en algo. Si alguien cuestiona lo que piensas surgen tus mecanismos de defensa para protegerlo, usualmente bajo un comportamiento defensivo, agresivo o indiferente. Éste es el filtro que nos pone la mente para no ver la programación. Hay una sensación profunda de que tú eres la creencia, y estás totalmente identificado con ella. Cuestionar quién eres sin esas creencias te ayuda a ver el nivel de apego que tienes hacia ellas. Las herramientas para cambiar tu mente son como músculos, entre más los usas, más fácil será adaptar y ajustarte al ejercicio. El apego a esta idea o creencia disminuye cuando te empiezas a sentir cómodo dentro de lo incómodo.

Como ya hemos dicho, las personas viven con mucha represión y refrenan lo que piensan, sienten o hacen por miedo a ser juzgadas o avergonzadas sobre todo en el tema de la sexualidad. Para pensar, expresar quién eres y cultivar tus atributos se requiere de tiempo. Cuando dejas ir estas creencias que bloquean tu poder sexual, entonces puedes expresar quién eres. Tienes la elección de retener algo que te hace sentir inadecuado, infeliz o mal, o enfocarte en pensamientos que te eleven y con los cuales te sientas bien. También tienes el regalo de que puedes hacer lo que tú quieras, y si tienes este poder, ¿por qué sabotear tu felicidad y placer? Este cambio va a crear la vida sexual que quieres y verás cambios significativos en tu vida. Necesitamos pulir nuestra habilidad de cuestionar nuestros pensamientos, creencias y cultura usando la mente crítica.

El pensamiento crítico es esencial en la psicología del bienestar. Vivimos en un mundo en donde hemos tratado nuestra mente como si fuera sólida, pero es flexible, cambia y se mueve. Como es flexible por naturaleza, nuestra consciencia debe de ser protegida como una flor delicada; si no se nutre apropiadamente, es casi imposible de desarrollar.

Algunas personas están pasando por depresión, niveles altos de ansiedad, soledad, problemas mentales o un estado inflado del ser y de su propósito. Las noticias nos han hecho vivir con miedo y creer que estamos en el momento más peligroso de la historia. Pero esto evidencia la falta de consciencia, porque no estamos entrenados para pensar con claridad. Necesitamos reconocer que nuestra consciencia es algo delicado y que tenemos que cultivarla por nosotros mismos, con nuevas creencias y construyendo una psicología flexible. Esto genera un sistema inmune psicológico. Si la flor está floreciendo, entonces las abejas pueden llegar y polinizar, y moverse de flor en flor.

La consciencia puede ser afectada por falta de límites psicológicos y sustancias que alteran la química del cerebro. Entre menos cambies la química del cerebro y menos creencias basadas en el miedo tengas, tu psique funcionará mejor. Los químicos del miedo, conflicto, ansiedad y estrés son los que más causan estos problemas. Los químicos del amor, excitación, diversión y gozo nos elevan. Pensar claramente es lo más amoroso que puedes hacer por ti, porque mantiene a tu mente y a tu cuerpo seguros de personas que quieren manipularte para acceder a los recursos de tu mente y cuerpo.

Ahora bien, si queremos distintos resultados tenemos que cambiar las preguntas que nos hacemos, pero si te haces las preguntas incorrectas, te garantizamos que no llegarás a la respuesta correcta.

PRACTICA

1) En los próximos 10 minutos escribe todos los pensamientos que vengan a tu mente relacionados con el placer, el sexo y la conexión.
2) ¿Qué notas cuando observas tus pensamientos? ¿Ves algún patrón? ¿Los pensamientos son similares o diferentes?
3) Ahora escribe los que signifiquen algo para ti. ¿Por qué guardas estas creencias?
4) ¿De dónde vienen estas creencias? ¿De quiénes son realmente? ¿Son mi voz o de alguien más, algún maestro o persona que admire? ¿De algún pastor, religioso o gurú?
5) Siéntate unos minutos en profundo silencio. Nota cómo estas creencias afectan tu cuerpo y emociones. Puede ser una sensación física, algo emocional, estrés mental. Anota lo que sientes. Cuando termines, suelta este ejercicio y haz algo divertido.

¡SUELTA ESTAS CREENCIAS!

Éstas son algunas creencias comunes que nos reprimen en nuestro poder de ser libres. Observa cómo cada una impacta en tu vida. ¿Estás listo para decirles adiós y empezar a crear nuevos pensamientos acerca del amor, la intimidad y el sexo? Esto va a beneficiar tu vida y a ayudarte a crear lo que quieres.

No soy orgásmico

Creemos que no somos orgásmicos porque nuestra referencia del orgasmo viene de una sola descripción o por lo que vemos en la pornografía o en las películas. Esta falta de educación sobre el orgasmo nos hace pensar que no lo tenemos cuando hay muchas formas de experimentarlo. Todos tenemos esta inteligencia orgásmica en nuestro cuerpo. Lo que inhibe la capacidad es la vergüenza sexual y las reglas culturales y morales. Nadie controla nuestra energía sexual, nadie es dueño de nuestra vagina o de nuestro pene. Nuestros orgasmos son nuestros.

No puedo aprender de sexo porque no tengo pareja

Muchas personas cuestionan la posibilidad de aprender acerca de la sexualidad cuando no tienen pareja. El autodescubrimiento y el placer es acerca de ti y es tu propia responsabilidad informarte y practicar. Para cultivar tus herramientas de placer hay que darles prioridad. Informarse está en tus manos, y si tienes pareja o no, no importa. La sexualidad es tuya, de nadie más.

Me avergüenza ser muy sexual

¿Tú crees que eres la única persona que quiere tener sexo con alguien más? Cuando pensamos en sexo creemos que es malo y nos avergonzamos. Escuchamos: "¿Quieres tener sexo otra vez?", "¡Nunca estás satisfecho!", "Eres demasiado caliente", "Sólo piensas en sexo", "Estás muy mal". ¿Y luego nos preguntamos por qué nos da miedo ser sexualmente libres y expresar nuestros deseos? Nos da miedo ser quienes somos por miedo a que nuestra pareja se asuste y nos deje, o que piensen que estamos pintando el cuerno, o por miedo a que crean que somos fáciles o casanovas, y todo esto sólo por querer tener sexo continuamente. Esta vergüenza nos hace pretender que no somos tan sexuales o que ya trascendimos el sexo y que no es tan importante. Lo más natural es querer tener sexo. ¿Cuántas veces al día quieres comer, tomar agua, dormir, hacer del baño? ¡Exacto!

No merezco placer

El placer es un derecho divino y nosotros crecimos más conectados con el placer y el gozo que con el dolor cuando éramos niños. El placer te da poder, por eso pensamos que si tenemos demasiado, algo malo va a pasar. "El placer es malo o una recompensa", "El que no sufre, no gana", "Necesitas ganarte el placer", "Si tengo mucho sexo seguro me da una infección y Dios me va a castigar porque me la pasé bien". Estas creencias no tienen sentido. No hay regaño por tener placer. El placer es igual de natural que el dolor. Aceptamos el dolor, pero no el placer. ¿Quién decidió que esto debe de ser así? Si crees que no tienes derecho al placer probablemente es porque sientes que no lo mereces, que es una recompensa o que no eres una buena persona. La realidad es que el placer es tuyo donde estés y a cualquier hora.

El sexo sin amor no es bueno

El amor se combina con el sexo por la emoción y los mitos. La razón por la que se combinan es porque elevan al sexo en la percepción de los códigos morales y las reglas sociales, por eso muchos espiritualizan el sexo. De acuerdo con las normas sociales, se dice que el sexo animal es malo, el sexo con amor es bueno y el sexo espiritual es mucho mejor. Tenemos el conflicto de que si tenemos sexo sin amor está mal por las narrativas que hacemos nuestras. La realidad es que después de tener sexo con alguien es cuando realmente te gusta. Si tenemos sexo la vida nos dice que después estaremos en una relación, luego nos casaremos y la programación que ya conocemos.

A muchas personas les da miedo el sexo, aunque haya atracción y deseo, porque justamente creen que tiene que haber algo más. Muchos otros sienten amor y no hay sexo porque no quieren intimar y esto hace que todos estemos sufriendo.

El sexo me drena

Ésta es una metáfora de la creencia de que el sexo está mal en su esencia. Lo que te drena son los pensamientos que tienes acerca del sexo. La historia que te dices a ti mismo porque no te has cuestionado las creencias. Por ejemplo: si tienes sexo espiritual o muy conectado, entonces es bueno; si es un *quickie* rudo, es malo. El sexo no te drena, tus creencias sí.

Me atraen otros, otras

La atracción es natural porque nuestra energía se mueve. Pensamos que si nos atrae alguien tenemos que hacer algo al respecto. En el camino de la libertad sexual hablamos de la libertad energética. Esto no significa que vas a tener sexo con la primera persona que veas que te gusta. Significa aceptar esta atracción, sentirla en tu cuerpo y llenar tu copa sexual. Con esta energía que sientes sales al mundo y disfrutas tu taza de té, sientes el aire y repentinamente, porque tu energía se mueve, tu vida tiene más movimiento. Si te sientes avergonzado o culpable por la atracción, reprimes esta sensación y tu energía se bloquea. Cuando sientas atracción lleva el enfoque del pene o la vagina a todo el cuerpo, distribuye ese placer, ahora esta energía se mueve y es lo más natural. La atracción es vida. Aceptar la atracción es un límite psicológico en donde te das cuenta de que no tienes que ser transparente acerca de todo con otras personas. Algunos pensamientos y emociones son privadas y le pertenecen a tu mundo interno. Si compartieras esta realidad afuera en el mundo, imagina las respuestas que tendrías, por eso es mejor guardar las atracciones en tu mundo interno.

Si tengo sexo me contamino energéticamente

Ésta es una creencia religiosa y espiritual. Hay teorías energéticas que dicen que una vez que tengas penetración con alguien, llevas una pieza de su energía por siempre en tu cuerpo etéreo. En otras palabras, dicen que si eres mujer no podrás librarte de nadie con quien hayas tenido sexo y que estarán unidos por

siempre. Por eso las mujeres procuran tener menos parejas sexuales, ya que según muchas filosofías espirituales las vaginas
absorben esas energías masculinas; lo curioso es que no se dice
lo mismo del pene. La creencia que se dice del pene es que al
proyectar energía no tiene el problema de que se quede con la
de ella, así que los hombres no se preocupan por esto.

Hay muchas creencias en torno a la energía, mi pregunta
es: ¿Quién generó esta creencia y por qué? ¿Quién inventó que
la energía se queda en el cuerpo de alguien y por qué? ¿Se ha
comprobado? Todas estas creencias son inventadas por el hombre; ésta, en particular, es sólo otra forma de someter el poder
sexual de la mujer. La mejor defensa para proteger al mundo
del poder femenino es hacer que la mujer le tenga miedo a
su propio poder y a las energías del hombre. Recuerda que la
energía es sólo energía.

El matrimonio es el sueño

Si quieres saber de qué trata el matrimonio, ve al juzgado. La
cultura nos vende el sueño de encontrar a alguien con quien
casarnos, tener hijos y vivir felices por siempre. También nos
dice que, si nos divorciamos, fracasamos de alguna forma y es
nuestra culpa. Si vas al juzgado te vas a dar cuenta de que el
matrimonio no tiene nada que ver con el amor o con encontrar
a tu media naranja. El matrimonio es acerca del poder, las cosas,
los hijos y el dinero. Nos han contado mentiras cuando nos
dicen que el matrimonio es sólo amor; pregúntale a cualquier
abogado de divorcios. Cuando te separas, tu unicornio lleno
de amor se convierte en una pelea acerca de estos temas. Si de
esto se trata el matrimonio, si es la persona con la que quieres

compartir tus cosas, entonces cásate, pero si te quieres casar porque crees en el matrimonio, los hijos y el estatus, y que es la solución que te va a salvar de tu soledad y tus problemas, te vas a decepcionar cuando descubras que ese trámite no te trae la felicidad que buscabas. Nuestra respuesta al matrimonio es hacerte una pregunta más profunda: ¿Es esto lo que realmente quieres? Si tu respuesta es sí, ¿por qué? Y si algún día te separas, ¿sería la clase de persona con la que te casarías?

CAMBIA LOS OPUESTOS

Tenemos un sistema operativo basado en un simple binario, el cual nos hace vivir constantemente en un mundo en donde nos peleamos por los opuestos. El constante estrés de bien *vs.* mal crea un estado continuo de confusión de cómo comportarnos, qué sentir y cómo vivir, pero también existen otras dualidades a las que nos enfrentamos cada día... como las siguientes:

Bien vs. *mal*: Se basa en la creencia de la lucha entre el bien y el mal. Ésta es la base de las prácticas espirituales y las religiones. La forma en que vemos al mundo es a través del conflicto. Creemos en nuestros corazones que esta realidad es una verdad, pero no lo es. La habilidad de los seres humanos de imaginar realidades y después mágicamente creer en ellas sucede todo el tiempo, esto ha creado arte, innovación, poesía y muchas teorías.

Prendido vs. *apagado*: Éste es el sistema binario del uno y el cero, y la base de la programación en computación. En cualquier momento prendemos o apagamos el *switch*, y podemos hacer lo mismo con nuestra energía. Es una metáfora importante para el método Yorgasmic.

Infinidad vs. *escasez*: Las dos formas de ver el universo son infinito o finito. Dependiendo de la percepción que tenemos, nos sentimos acerca de todos los aspectos de la vida. Cuando hablamos de amor, libertad, dinero, placer y parejas podemos vivir en el mundo finito en donde todo es escaso y tenemos que protegerlo, o podemos cambiar nuestro pensamiento y creer que el universo y todo lo que tiene que ofrecernos es abundante. Nosotros pensamos que el universo es infinito y que somos una parte minúscula de él. Seguimos la idea de que hay amor, abundancia, libertad y placer infinitos.

Cerrado vs. *abierto*: Cuando tenemos una conexión o conocemos a alguien, primero tendemos a estar cerrados, luego sentimos placer y nos abrimos y después nos volvemos a cerrar. Cuando hacemos esto la respuesta de nuestro cuerpo es fuerte. Si tienes un cuerpo femenino tienes la tendencia a abrirte, tener una buena experiencia y luego cerrarte. La versión masculina es diferente ya que cuando se cierran emocionalmente, tienden a meterse en su cueva y no quieren tener sexo.

Placer vs. *dolor*: ¿Has tenido un encuentro y has hecho cosas que realmente no querías sólo por sentir aceptación, validación y amor, y luego te arrepientes? ¿Cuántas veces no disfrutas algo porque te sientes avergonzado, culpable o incómodo? Nos han enseñado que en la vida todo es dolor y sufrimiento. ¿Qué pasaría si esa idea fuera incorrecta?

EL NUEVO LENTE; EL PODER DE UN GRADO

El concepto de *un grado de cambio* empieza dándote el permiso para ser libre. Imagina qué pasaría si pensáramos que el opuesto de abierto no es cerrado, sino más abierto. ¿Cómo se siente esta idea? Si hacemos un cambio para reconocer que los opuestos son placer y más placer, que no estás prendido sino más prendido o relajado y más relajado, ¿cómo cambiaría tu vida si transformas sólo esta idea?

El poder de un grado consiste en ajustar nuestro instrumento para que funcione lo mejor posible y se convierta en la herramienta que va a cambiar tu vida. Este principio es la esencia de nuestro *coaching* y entrenamiento privado, con el cual hemos ayudado a miles de personas a hacer un grado de cambio que ha transformado sus vidas significativamente.

Tenemos la idea de que el cambio es algo radical que pasa con un simple tronar de dedos. Esta creencia no nos permite ver y celebrar los cambios que hemos hecho.

Una persona puede pasar toda la vida tratando de encontrar una salida a un problema usando los patrones de siempre. Escuchamos estos patrones como voces internas, en especial las de los papás que aparecen cuando queremos cambiar. Esa voz gana poder y constantemente sentimos su peso en nuestros hombros. Eventualmente, estas voces nos comienzan a sonar raras y nos producen aversión, pues son las que nos dicen que fracasamos y que no somos lo suficientemente buenos; son una mala programación que pasamos tratando de arreglar. *Un grado de cambio* es la diferencia entre la voz en tu cabeza y las cualidades que surgen cuando cambias poco a poco.

Cuando ponemos esto en práctica, las voces se disuelven hasta que desaparecen. Cuando se desvanece este poder logras ser libre y dueño de tu propio universo y puedes hacer cosas que creías que no eran posibles. Esto sucede porque rompiste el ciclo de querer ser algo para los demás.

Tenemos un ejercicio poderoso que nos señala que a veces la mejor manera de sobrepasar algo es rodeándolo. Esto encapsula la idea de un grado. Un pequeño cambio con el cual podemos crear cambios importantes en nuestra vida. En un universo infinito, un grado hace toda la diferencia, porque hay más de ti allá afuera para experimentar. Entre más experimentes, más podrás sentir y transformarte. La vida y los cambios son infinitos. No hay razones por las cuales permanecer estancados.

Tenemos que afinar y refinar quiénes somos usando los siguientes principios para crear *un grado de cambio*.

Permite hacer espacio para lo que quieres y sé infinito en tus elecciones. ¿Estás listo para cambiar un grado? ¿Tienes lo que se requiere para crear la vida, la sexualidad y las relaciones que quieres? ¿Entiendes que los miembros principales de tu familia no tenían todas las respuestas? ¿Aceptas que tienes puntos ciegos en tu vida y que no tienes consciencia de ellos? ¿Estás dispuesto a soltar el conflicto? ¿Entiendes que hay creencias que están saboteando tu vida y tu habilidad de entender el placer? ¿Estás dispuesto a aceptar que puede que estés mal acerca de algunas cosas? ¿Estás dispuesto a enfrentar y ver tus deseos más íntimos y oscuros, y hacer espacio para ellos? ¿Quieres cambiar tu realidad?

Éstas son las preguntas que te ayudarán a cambiar tu mente y tu vida. Si tu respuesta fue sí a la mayoría de ellas, esto significa que estás abierto y dispuesto a hacer un poco de trabajo interno y a entender que tus papás, la sociedad y tus amigos no hicieron lo mejor en educarte en tu sexualidad y en tu placer. La disposición es fundamental para vivir el método Yorgasmic y empezar tu nueva vida hoy.

PRACTICA

Cambia un grado

Ésta es una práctica para empezar a incorporar esta nueva idea en tu vida. Qué pasaría si estuvieras experimentando placer y de repente te das cuenta de que estás en tu límite. Qué pasaría si decidieras permanecer abierto e ir más profundo. Piensa si harías lo mismo en el orgasmo. Imagina que te sientes pleno y orgásmico, pero que aún hay más espacio para más placer. Practica estar consciente de darte esta orden mientras te das autoplacer o tienes un orgasmo con una persona. ¿Cómo se siente? ¿Qué notaste?

Disolver en lava

Esta práctica nos ayuda a dejar ir. La lava es una de las fuerzas más poderosas de la naturaleza. Puede derretir absolutamente lo que sea. En las prácticas Yorgasmic usamos la idea de la lava como una fuente para romper las creencias que llenan nuestra mente de inseguridad, dolor y esclavitud. Cuando dejamos ir estamos derritiendo nuestros mitos y cambiamos nuestra dirección.

Toma cinco minutos en tu propio espacio para esta práctica:

Siéntate o párate en una postura cómoda y cierra los ojos. Ahora imagina que estás conectando con el centro de la tierra por las plantas de los pies. Imagina la lava, siente su calor, nota la intensidad de sus colores, siente su fuerza. Ahora pregúntate: ¿Qué estoy dispuesto a dejar ir en este momento? Respira profundamente e imagina que todos estos mitos, creencias y miedos caen en la lava y se derriten. Nota cómo te sientes. ¿Hay algo más que quieras soltar? Cuando estés listo, regresa a tu cuerpo, siente tus manos y tus pies. Respira profundo y ahora abre los ojos. ¿Cómo te sientes? Anótalo.

EL MAPA DEL FUTURO

En el mapa del futuro estamos creando nuestro sistema de navegación para que puedas salir y explorar la magia y las prácticas del *flow*. Ahora vamos a cultivar los aspectos internos que son los principios, la mentalidad Yorgasmic, el oasis y el protocolo de prácticas. La información en este capítulo nos da la fortaleza y resiliencia para tomar decisiones desde nuestro poder sexual.

A continuación, compartiremos los siguientes términos que estaremos usando constantemente en el libro y que es importante que vayas incorporando a tu lista de pensamientos placenteros.

Consciencia erótica: Es el estado consciente que ocurre cuando cambiamos nuestra mentalidad y entendemos que la sexualidad va más allá de tener el punto *a* en el hoyo *b*. Haciendo este cambio podemos ser conscientes de todos los aspectos de nuestro deseo y enfocarnos usando las llaves, elementos y principios para abrir la puerta al placer. La consciencia erótica es un estado natural que cultiva el bienestar, el brillo y la luminosidad que la gente va a reconocer y ver en ti.

Disciplina erótica: Es la habilidad de comprometerte a ciertas prácticas; con el tiempo tendrás una maestría en ellas.

Jams *energéticos*: Son las prácticas que usamos para interactuar con otros y en las cuales podemos explorar nuestro placer en libertad conectados con nuestro cuerpo y energía.

Intimidad energética: Es el monte Everest de la conexión. Cuando la gente describe lo que quiere en una relación como el amor, la aceptación y la intimidad, lo que está describiendo es la intimidad energética, la cual sucede cuando procuras este método y representa los niveles más profundos de una conexión futura.

EL MÉTODO YORGASMIC

El método Yorgasmic tiene siete pilares que contienen las áreas de práctica para poder vivir una sexualidad e intimidad plenas. Éstas son:

1) El mapa del futuro: consciencia, creencias y principios.
2) Magia: rituales del cuerpo y energía. Sexo energético.
3) Consciencia orgásmica: prácticas orgásmicas.
4) *Flow*: prácticas energéticas del *flow*.
5) sos: terapia de energía espontánea orgásmica.
6) Intimidad energética: nuevos modelos de relaciones, prácticas de intimidad y *jams* energéticos.
7) El linaje de la flor: estudios de la mujer.

Principios Yorgasmic

1) Aceptación radical. En su esencia es la disposición de aceptar el 100% de las cosas más inmorales, inaceptables y horribles de ti mismo y así tener espacio en tu ser para

abrazarlas, darles espacio y dejar que se muevan libremente en tu psique. Si tienes aceptación radical acerca de ti mismo y tus deseos sexuales, entonces eres libre. Cuando te aceptas a ti mismo te deja de importar lo que la gente diga porque sabes quién eres y lo que quieres. Esto te da poder para elegir una red íntima que te ame y aprecie por quien eres, no por lo que tienes. Es una aceptación real que no puede suceder a menos que te aceptes en tu totalidad.

2) El deseo es el acceso al poder personal. Escuchamos y permitimos fluir nuestros deseos. Vamos a las capas más profundas de nuestros deseos sensuales, sexuales e íntimos. Somos honestos con lo que realmente deseamos y descubrimos que el deseo es el acceso a nuestro poder. Celebramos que estamos prendidos por la vida. Abrazamos nuestro deseo y lo usamos para crear lo que necesitamos para nosotros mismos y el mundo. Si aceptamos nuestro deseo con valentía y en su totalidad, es decir, con nuestra mente, emociones y cuerpo, entonces somos mejores madres, padres, amantes, artistas, activistas, hermanas, hermanos, esposas, esposos, reinas, reyes, líderes y mujeres y hombres como resultado. El deseo mueve la energía para crear las relaciones y la sexualidad que realmente queremos.

3) La libertad sexual es seguridad. Sabemos que vamos a crear abundancia, relaciones y satisfacción al ser nosotros mismos y al expresarnos sexualmente libres. Tomamos responsabilidad de nuestra propia liberación sexual y sabemos que haciendo esto estamos creando nuevos caminos de la evolución de la consciencia empoderada

en el planeta Tierra. Nosotros somos los que estamos en liderazgo de esta revolución, somos los cargadores del fuego. Estamos creando un futuro que es libre, pacífico, sexualmente abierto y alegre. Nos sentimos seguros al conocernos profundamente, con autenticidad e integridad. Nos sentimos seguros de ser nosotros mismos y de vivir las experiencias de la vida con profundidad.

4) El placer es propósito. Al encarnar poderosamente nuestra esencia sexual, nos conectamos a nuestra contribución más importante y a nuestra creatividad. Aceptamos y abrazamos el placer como algo natural, sano y esencial para una buena calidad de vida. Enfocamos nuestra consciencia en las cosas de la vida que nos dan más placer y que despiertan nuestra capacidad de crear. Usamos el placer como una herramienta de transformación y autodescubrimiento. El placer es esencial para vivir relaciones conectadas, tener un propósito y un significado en ellas. Honramos nuestra sabiduría del cuerpo y accedemos a nuestros placeres más profundos dándoles una prioridad en nuestra vida.

5) Invitamos a todo el espectro de emociones. Elegimos aceptar y sentir todo el espectro de emociones y vivir esta experiencia conectando nuestros corazones a nuestros genitales. Somos libres de expresar y compartir nuestras emociones en nuestros momentos íntimos y sexuales. Cuando lloramos durante un orgasmo, es una liberación emocional hermosa que celebramos. Cuando sentimos ira, convertimos esta energía que es muy poderosa en una energía que nos prende, si así lo decidimos. Podemos reír o cantar cuando hacemos el amor. Pero más

que nada tenemos devoción de escuchar profundamente nuestra sabiduría emocional y permitimos que nuestras emociones y nuestra excitación fluyan.

6) El sexo es un regalo. El sexo es un regalo, es nuestro derecho desde que nacimos. Es la puerta al placer y al poder. Cuando aprendemos a utilizar y cultivar ese poder, podemos compartirlo libremente con otras personas. A través del sexo podemos desarmar el falso sentido de identidad del control y la vergüenza. Ofrecemos nuestra sexualidad integral como un regalo, y para satisfacer nuestras necesidades desde un espacio de autenticidad y responsabilidad propia. En niveles más profundos, queremos que nos vean y ser vistos. La satisfacción será plena cuando ofrezcamos nuestros regalos sexuales desde un lugar de honestidad y sabiduría personal.

7) Celebramos a otros humanos en su brillo y expresión sexual. Somos valientes al radiar nuestra esencia sexual y respetamos cuando somos testigos de que otras mujeres u hombres están haciendo lo mismo. Sabemos que la potencial proyección y la vergüenza de otros no es algo personal, y somos compasivos con las mujeres y hombres que tienen estas creencias. Inconscientemente también sabemos que juzgar la libertad sexual nos baja el poder personal. Cuando nos sentimos amenazados por otros consideramos esto una oportunidad para ver adentro de nosotros mismos y descubrir qué parte necesita más amor y aceptación. Al acceder a más poder sexual estamos apoyando la liberación de todos los seres en el planeta.

8) Sexy es un estado del ser. Es totalmente aceptable y natural ser muy sexy en tu estado del ser. El sexo poderoso no

tiene una meta y el ser sexy no se basa en una percepción o validación externa. Ser sexy no es algo que hagas en el futuro. Sexy es ahora y sólo ahora. Ser sexy vive en nosotros y experimentar nuestro *sex appeal* innato es una elección que hacemos a cada momento. El acceso a la cualidad sexy no sucede sólo por verse bien, sucede cuando sientes la vida profundamente. Se alimenta cuando permitimos que nuestro elixir sexual fluya sin juzgarlo. El ser sexy es nuestro derecho divino y la chispa que nos da pasión en la vida.

9) Somos nuestro amante favorito. Somos nuestro recurso de la liberación sexual y plenitud. Aceptamos este derecho y cocreamos amor y conexiones con otros desde la abundancia sexual y la plenitud personal. Podemos ser libres de experimentar el amor y las relaciones a donde nos lleve la energía. Sabemos que tenemos que darnos permiso a nosotros mismos para aceptar este poder, lo cual nos da más compasión y valentía para comunicarnos con nuestras parejas sexuales. Llenamos nuestra copa de placer relacionándonos con nuestros cuerpos con devoción, exploración y atención sexual como parte de nuestra vida diaria.

10) Adultos espirituales; cómo nos relacionamos. Ser un adulto espiritual es aprender a aceptar tus deseos y emociones más oscuros y darles espacio para que respiren en tu psique. Ser un adulto espiritual es actuar tratándote precisamente como un adulto y a los otros en tu órbita de igual manera. En su interior, el adulto espiritual está continuamente en un estado de aceptación radical, abrazando esas partes que juzga o evade de él mismo. Cuando

eres adulto puedes comunicar tus deseos, necesidades y límites, y relacionarte desde la claridad.

11) Pensamiento crítico; las preguntas que te haces. El pensamiento crítico representa la habilidad de reconocer nuestras creencias y narrativas como historias y cuestionarlas. Es ver las cosas como son y no como queremos que sean. Nos permite crear nuestro sistema inmune psicológico, es nuestro detector de las falsedades, lo cual refuerza nuestros límites.

El pensamiento crítico nos permite estar en nosotros mismos con total aceptación. Cuando cuestionamos, podemos tomar decisiones con más claridad acerca de qué relaciones suman y queremos, y poder ver qué relaciones no apoyan nuestra calidad de vida. Es nuestra herramienta para discernir.

12) La gravedad del sexo. La gravedad es un fenómeno natural que atrae a todas las cosas con masa, luz o energía. Nuestra gravedad psicológica y nuestro sentido de bienestar durable es lo que nos lleva a la esencia de quienes somos. Cuando nuestra gravedad está llena de todas las cosas que queremos —libertad, energía sexual, intimidad y gozo—, tenemos claridad de lo que deseamos, entonces lo que digan los demás no importa. La gravedad es el sexo y el placer, es lo que mantiene a los humanos vivos, funcionales y sanos. Nuestra perspectiva es que la gravedad del sexo es lo que nos lleva a la vida. Recuerda esto.

Mentalidad Yorgasmic

Estás a punto de comenzar una aventura a lo desconocido, a los lugares de los cuales has tenido un destello y muchos otros que faltan por conocer. Cualquier nuevo descubrimiento tiene reglas para que uno se pueda sentir seguro y abierto. Creamos esta fórmula que va a facilitar el proceso de comprender, jugar, integrar y vivir el método Yorgasmic. Muchas veces el problema para aprender algo nuevo es que la gente usa acuerdos o reglas que ya son obsoletas en su vida. La mentalidad es la forma en que una persona ve la vida de acuerdo con sus creencias y sistemas programados en su psique. Esta mentalidad te va a quitar mucho estrés y te permitirá más libertad, flexibilidad y facilidad para explorar tu vida íntima y sexual.

Enfoque
Enfocar es el centro de actividad y atracción. Es el punto de la concentración que requiere atención directa y una percepción clara.

El enfoque es el primer paso para activar el placer, es lo que necesitamos para empezar a tomar acción y estar conscientes del tema, creencia o idea a la cual le damos nuestro tiempo y energía. Cuando estamos apasionados por algo, nuestro enfoque se dirige hacia obtener lo que queremos o llevar una idea a la realidad. Nuestros deseos necesitan atención y constancia para crecer o hacer que sucedan. Si nuestro enfoque no está ahí, nuestros deseos sólo se quedan en nuestra mente por semanas, meses y muchas veces hasta años; están presentes como un anhelo, pero no se hacen realidad.

Para que la expresión sensual suceda, desarrollar la habilidad de mantener el enfoque por periodos largos de tiempo es esencial para lograr tu objetivo. Mantener el enfoque no es algo simple, sobre todo con tantas distracciones. Piensa en lo que necesitas para mantener tu enfoque. ¿Qué te motiva? ¿Te da placer en lo que te enfocas?

Diversión

La diversión es un término que se utiliza normalmente para hacer referencia a todas aquellas actividades que generan alegría en quien las realiza, ya que se caracterizan por ser entretenidas, alegres o interesantes. La diversión es el fenómeno que hace que una persona actúe con entusiasmo y alegría, ya que de lo contrario estaría en una situación de aburrimiento o de indiferencia.

La energía de la diversión te motiva para que te comprometas a practicar, sentir y tener más placer. Por eso en nuestros talleres te invitamos a jugar y no a trabajar, por lo que hacemos un juego energético y no trabajo energético. El trabajo es una palabra muy seria y que requiere de esfuerzo. En la sexualidad y conexiones todo fluye cuando te diviertes, pero las personas no utilizan esta palabra porque no es aceptada por la sociedad, para la que no es correcto tener conexiones sin compromiso o amor profundo.

¿Cómo puedes divertirte si eres un adulto respetable? Por eso la gente usa la palabra amor. Constantemente escuchamos la frase: "¡Sólo conecto si los amo!". Yo no utilizo esta palabra porque el amor es abstracto y se ha vaciado de significado. La gente ama las papas fritas, las series y a sus familias. No es la palabra más acertada para usar en la conexión porque es una energía dispersa. Las palabras tienen un impacto en la energía y el amor requiere de más energía que la diversión. ¿Te hace sentido? ¿Has notado la diferencia en tu energía cuando estás en amor y cuando estás en diversión? Nuestra programación nos ha permitido amar, el amor es bello, somos buenas personas porque amamos. La diversión no es algo tan bueno, es algo que te mereces por tu esfuerzo y lo que la gente hace en su tiempo libre como un gesto de celebración. Los adultos relacionan la diversión con la distracción acompañada de la fiesta, tomar alcohol, drogas o sexo sin consciencia, pero ésa no es la energía real de la diversión, eso es hacer cosas para distraerte. La diversión requiere de concentración, conexiones profundas, de disfrutar de la sensualidad en múltiples formas.

Libertad

Libertad es la palabra que se usa para expresar un derecho humano. Ser libre es tener libertad de expresión, de culto, de preferencia sexual, etc. La pregunta es: ¿Qué significa la libertad para ti? ¿Qué es ser libre? La libertad requiere estar abiertos al cambio. Es la posibilidad de ser quien eres, de expresarte como quieras y hacer lo que quieres. Es la habilidad de pensar por ti mismo, de elegir cuáles son tus valores, deseos y límites. De tomar responsabilidad por tus decisiones y acciones, y honrar a quien eres. La libertad es la llave más importante del poder personal.

Para ser libres necesitamos ver nuestra mente y romper con patrones y creencias programadas. Esto requiere de un trabajo interno. No es fácil elegir ver nuestro contenido mental, puede ser muy incómodo o puede darte miedo. Nadie nos ha dado las herramientas o tecnología para ir profundo en el autoconocimiento. Te has preguntado: ¿Quién soy sin lo que creo? ¿Quién quiero ser y qué quiero hacer?

Nos hemos vuelto tan flojos para pensar y crear nuestras vidas que no somos libres, no estamos en nuestro poder y no tenemos la valentía de tomar responsabilidad por nuestras decisiones. Nos apegamos a nuestros pensamientos y emociones cuando no estamos de acuerdo y nos volvemos esclavos de las mentes maestras, creencias y medios de comunicación. Pensamos lo que nos hacen pensar, queremos lo que nos dicen que queramos. Puede sonar un poco fuerte y lo decimos sin juzgar, simplemente las cosas son así. Nuestras mamás y papás nos enseñaron qué hacer y pensar, luego los maestros, amigos, canciones, moda, los de izquierda, los de derecha, etcétera.

La idea es soltar estas creencias y empezar a pensar por ti mismo; elegir qué quieres pensar y tener tus propias soluciones. Deja de esperar a que un gurú, un libro o un reto de siete días cambie tu vida. Sé libre y cree que tienes el poder de hacerlo, pues éste es el mejor regalo, la libertad de ser tú y hacer lo que quieras, al menos en tu mente.

Me vale madres

Ésta es la energía de ser salvaje, el aspecto más crudo de quien eres. Lo que realmente te gusta y disgusta. Es la energía que usamos para salir de la caja, para innovar y romper las reglas. No hablamos de actitudes externas sino de ser libre en tu mente. Nosotros utilizamos esta energía para romper nuestro condicionamiento y liberar nuestro enojo internamente porque nuestro comportamiento es educado y considerado, pero nuestra mente no lo es. Ésta es libre para decir "al demonio con la validación", de pensar más allá de nuestra programación y de ver las cosas por lo que son sin sofisticar lo que pasa o nos dicen.

Cuando hablamos de sofisticar nos referimos a cómo filtramos la realidad para hacer las cosas mejores de lo que son o para no sentirnos mal. ¿Y cómo funcionan los filtros? Los filtros son creados por nuestro condicionamiento social, influyen en la forma en que percibimos el mundo y son un mecanismo de defensa. Los filtros nos protegen de nuestra propia mente y de cosas que son incómodas y horribles en el mundo.

Entiendo que hay veces que no queremos sentir ira o tristeza de las cosas que pasan en el mundo y que no están en nuestro control, pero si filtramos nuestras situaciones diarias para tapar la claridad, eso llena nuestra mente de confusión y duda. En este estado, nuestras emociones se salen de control, nuestro cerebro límbico se activa y nuestra mente crítica se apaga. Muchas veces no queremos ver las cosas como son y no podemos hacer nada al respecto, ya sea sobre la situación o persona. Eso no significa que vayas a comenzar una pelea o renuncies a tu trabajo, pero el simple hecho de aceptar lo que pasó y no avergonzarte es un gran paso. Cuando traemos esta energía de me vale madres podemos dejar ir lo que nos detiene.

Oasis

Para comenzar un camino a la libertad sexual y una intimidad real, necesitamos cultivar ciertos aspectos que nos van a apoyar a ser más receptivos y abiertos a la experiencia Yorgasmic. Imagina esto: estás perdido en un desierto por semanas sin encontrar el camino al siguiente pueblo. Un día se te acaba el agua y estás en constante búsqueda de un oasis. Un día dejas de buscar y aparece este punto fértil y bebes toda el agua que necesitas hasta recuperar tu energía y fuerza. Esta nueva agua te da el vigor para continuar el camino y llegar al pueblo que buscabas.

Todos hemos tenido esos momentos en el desierto en donde deja de importar todo. Ya no hay energía para tratar de arreglar las cosas. Ya no hay nada más que hacer o dar y en ese momento decidimos dejar morir nuestra vida sexual o nos conformamos con que nuestras relaciones sean simplemente civiles. Si estamos solteros, decidimos cerrarnos al sexo y a la conexión. Éste es un lugar sumamente triste y si tú estás en él, te sugerimos cultivar estas cualidades que te dan la fuerza que necesitas para salir del desierto.

El oasis crea un estado del ser en donde nuestra energía sexual surge y se distribuye a todos los aspectos de nuestra vida. Cuando nos sentimos apasionados, abiertos y jugosos, podemos ver las infinitas posibilidades de poder recuperar nuestra vida sexual y mejorar nuestra intimidad. Nos puede dar la fuerza para terminar una relación que no es beneficiosa para nosotros o aceptar la que sí lo es. El oasis te da el apoyo para que surja tu poder sexual. El oasis es parte de quien eres, sólo necesitas recordarlo.

Abierto

Estar abierto es tener disposición para explorar lo desconocido. Es el lugar en donde sabemos que no sabemos y que podemos estar equivocados en muchas cosas. Estar abiertos es un entendimiento profundo de que la vida te puede sorprender y que tú puedes aceptar lo que suceda en el momento. Estar abierto es lo que queremos al ser yorgásmicos.

Cuando tenemos claros nuestros deseos y sabemos nuestros límites, entonces nos podemos sentir seguros en nuestra propia piel y estamos listos para descubrir nuevas partes de nosotros que no conocíamos y ver las cosas que nos prenden en la vida.

Aventurero

Es la energía de la curiosidad y el descubrimiento. Nuestra mente necesita estirarse más allá de la zona de confort, probar y aprender cosas nuevas. Necesita hacer ejercicio para mantenerse fuerte, flexible y clara. Para mantener tu mente abierta necesitas darle pasión a tu espíritu al probar lo nuevo.

Cuando caemos en rutinas parte de nosotros se aburre y se puede apagar. Cuando tenemos nuevas experiencias creamos nuevas memorias, sentimientos y emociones que apoyan a que nuestro cerebro haga nuevos canales neurológicos que transformen nuestra mentalidad, estado del ser y personalidad. Muchas personas se resisten a aprender algo nuevo porque les da vergüenza, flojera o miedo. Éstas son las formas en que nos resistimos al cambio.

Te invitamos a soltar estas resistencias y a que escuches a tu niño interno y sientas la emoción de descubrir algo nuevo. Hazlo sin expectativas y ábrete a lo nuevo. Nunca sabes lo que la vida te puede brindar, quizá te maravilles al encontrarte con algo que no habías pensado.

Espontáneo

El ser espontáneo es tener una mente flexible. Es actuar de una forma natural y desinhibida. Nosotros respondemos ante un impulso creado por una estimulación. Los humanos necesitan sentir que hay algo certero y les gusta planear sus vidas. Muchos quieren controlar lo que va a pasar y saber cómo, cuándo y dónde va a ser. Esto incluye su vida sexual e íntima. Una de las más grandes frustraciones del sexo es que hacemos ciertas cosas para que suceda el orgasmo y, si no sucede, pensamos que fue mal sexo y nos frustramos. Cuando soltamos los planes, las técnicas y metas, podemos enfocarnos en el placer de la conexión y en lo que sucede en el momento. Entramos a una consciencia erótica. Ya no hay a dónde ir y ya no tenemos sexo de acuerdo con el plan. Lo mismo aplica a nuestras relaciones y a nuestros momentos íntimos.

Intuitivo

La intuición es el poder de tener una sabiduría rápida. Una sabiduría directa sin evidencia racional, pensamiento o interferencia. La intuición no es un concepto metafísico, es la consciencia de las pequeñas cosas que están fuera del área de nuestro enfoque. Cuando estamos enfocados en tomar un vaso de agua no estamos conscientes de todo lo que pasa cuando la bebemos. En esa situación no estamos conectados con nuestra intuición. Cuando tomamos agua y al mismo tiempo estamos escuchando los sonidos, sintiendo el aire, notamos el cuerpo, ahí estamos sintiendo con consciencia nuestro ser. Así funciona la intuición. La intuición te permite traer a tu consciencia nuevas sensaciones, sentimientos y experiencias. Captura nuestros impulsos espontáneos de lo que se siente bien o mal sin la necesidad de pensarlo. Este atributo es necesario para tomar las decisiones que estén alienadas con lo que queremos y nos ayuda a crear conexiones hermosas y a tener muchas sorpresas.

Sensual

Una persona sensual es alguien a la que le gusta el placer físico y los placeres sexuales. Cuando estamos explorando la vida de esta forma podemos participar con todos nuestros sentidos y capturar la belleza y la sabiduría de la vida. Es por eso que en

Yorgasmic todas nuestras prácticas son sensuales. Ser sensuales es parte de quienes somos.

La comida chatarra, la falta de sueño, la sobreestimulación, las drogas, el alcohol y la vida sedentaria hacen que nuestros cuerpos estén dormidos y que se inhiba la capacidad sensorial. Para despertar nuestra sensualidad necesitamos practicar el autocuidado. Estas prácticas son la alimentación de calidad, hacer ejercicio y dormir bien. El ser sensual es probar, tocar, escuchar, oler y ver con más consciencia. Así, la sensualidad nos permite tener más claridad porque estamos usando nuestro cuerpo para tomar decisiones. La sensualidad es vibrante, radiante y tiene una energía sexy; la sensualidad es placer.

Protocolo Yorgasmic

El protocolo Yorgasmic es una guía que usamos para todas las prácticas y meditaciones. Consiste en 10 llaves que te ayudarán a crear un ambiente tanto interno como externo para que las experiencias transformadoras sucedan. Cuando seguimos este protocolo nos disponemos a rendirnos y a estar abiertos a explorar y descubrir.

Imagina que la práctica o la meditación es el punto de donde brincas, y el protocolo es la escalera que subes hasta llegar a la plataforma de donde saltarás. Muchas veces subir esas escaleras puede ser algo intenso o que nos dé miedo, pero si nos relajamos y observamos cómo se siente nuestro cuerpo, esto nos ayudará a ir más profundo, y entre más subamos esa escalera, más profundo podremos ir. Cuando saltas y eres libre de explorar las aventuras, ese viaje fue parte del proceso.

Algunos pueden tomarse tiempo en subir la escalera, y hay que saber que hay plataformas distintas, así que puedes empezar a aventarte desde la más cercana al agua. La idea es que uses este protocolo para crear el ritual y un espacio adecuado para explorar el método Yorgasmic.

1) Intención: Es un significado. Cuando hagas cualquier práctica es importante que tengas una intención y te preguntes: ¿Qué es lo que quiero? Puede ser placer, sanación, presencia o seguridad. Si pudieras mover la varita mágica, ¿qué es lo que te gustaría cambiar? ¿Te gustaría sentirte más abierto, soltar un miedo? Lo que puedas intencionar puede convertirse en realidad.

2) Relajación: Es el estado del ser libre de tensión y ansiedad. La relajación te ayuda a entrar a un nuevo espacio que es diferente a lo que estás acostumbrado. Te permite estar abierto a recibir; de esa forma la respiración fluye y naturalmente te empiezas a sentir bien con los cambios y las cosas que están pasando.

3) Activación: Es el proceso de activar la energía orgásmica que vamos a utilizar en las prácticas de *flow* y magia.

4) Visualización: Piensa que es una película interna en donde hay imágenes mentales de tus deseos, fantasías y necesidades. Puedes crear las imágenes como un espectador o traer esa imagen a tu cuerpo para crear una sensación o sentimientos. Esta herramienta nos permite ver lo que queremos ver y darle una señal al cerebro, que piensa que verdaderamente está pasando.

5) Limpiar: Es el acto de desbloquear nuestros pensamientos, creencias y energías según se relacionan con lo que funciona o no en tu vida. Podemos limpiar a nivel físico, emocional, mental o energético.

6) Sentir: Es conectar con tu sistema emocional y estar consciente de los sentimientos que surgen en las prácticas. Esto significa aceptar y abrazar el amor y gozo, pero también la tristeza y la ira. Sentir todo el espectro de emociones y de aceptarlas completamente.

7) Corriente: Es el flujo continuo de energía, emoción y sensaciones corporales que te mueven a ti y a tu energía. Esta energía dinámica incluye respiración, sonido, movimiento, vibración, sensación y liberación.

8) Integración: Es la coordinación del proceso del sistema nervioso incluyendo la información sensorial y los impulsos motores. Es el proceso en el cual la psique organiza los resultados de la experiencia. La integración es necesaria para que nuestra energía se acomode y permita que nuestro cuerpo y neuronas absorban el beneficio de las prácticas.

9) Aterrizar: Es el acto de conectar un conducto a la tierra. La energía tiene conductos, de modo que cuando creamos esta conexión, se activan ciertas propiedades. Aterrizar nos ayuda a liberar, reparar y recargar. También cuando tengas mucha energía, piensa que es un pararrayos que atrae la tormenta y la suelta como rayo a la tierra.

10) El sello: Es el acto de crear un contenedor energético que declara la culminación de cualquier sesión y que les da a los participantes un espacio seguro para individualizar e integrar. En este estado podemos sellar la consciencia en la energía que deseamos, ya sea conexión, abundancia, libertad o aceptación.

PRACTICA

El diagnóstico

Antes de que comiences el protocolo es importante hacer un diagnóstico para ver cómo estás y saber cómo te sientes para las prácticas. Esta herramienta nos trae a la presencia y nos conecta con nuestra esencia, cuerpo, emociones y mente. Puedes usar esta práctica antes de tomar decisiones, cuando conectes con personas o sólo para relajarte.

Párate o siéntate en una postura cómoda y cierra los ojos. Inhala y exhala tres veces. Con cada inhalación llénate de energía, y con cada exhalación permite que el estrés salga de tu cuerpo. Percibe cómo se relaja el cuerpo y continúa con esta respiración. Ahora percibe cómo se siente tu cuerpo… ¿ligero, pesado, hay algún dolor, está relajado? ¿Tu temperatura es caliente, fría, media? Observa tus músculos, huesos, tendones y ligamentos. Relaja. Nota tus órganos internos y relaja. ¿Cómo se siente tu cuerpo? Respira. ¿Qué pensamientos tienes? ¿Cómo se siente tu mente? Respira. ¿Tienes alguna emoción o sentimiento? ¿Tristeza, felicidad, duelo? ¿Cómo te sientes emocionalmente? Ahora percibe tu energía. ¿Vibra, cosquillea, es ligera, pulsa? Percibe estas sensaciones en tu cuerpo. ¿Cómo se siente tu energía? Ahora abre los ojos… ¡y listo!

¡HABLEMOS DE LÍMITES!

La comunicación es esencial para mejorar nuestra vida sexual y nuestras relaciones. Usualmente no tenemos conexiones o una sexualidad plena porque no sabemos lo que queremos y no comunicamos con otros nuestros deseos, miedos y límites. En nuestra educación sexual nunca nos enseñaron a pedir lo que queremos, cómo decirle a tu pareja que use condón o hablar de tus límites. Sin una cultura de transparencia sexual hay muchos miedos en esta conversación, la cual está llena de vergüenza, culpa o miedo. Si hablas de sexo seguro crees que arruinas un momento, que eres una mujer fácil o un jugador. Si hablas de tus deseos y límites eres un raro. Existe la idea de que si hablamos de sexo, y en especial del sexo seguro, se acaban el romance y el momento. Esta falta de comunicación ha afectado nuestra vida sexual, ya sea por un embarazo no deseado o por enfermedades transmitidas sexualmente, pero, sobre todo, por la inhabilidad de experimentar placer porque no nos sentimos seguros.

Esto nos hace hablar de la sexualidad como adolescentes de 18 años y no como adultos responsables. ¿Dónde está tu libertad como adulto espiritual si no puedes tener estas conversaciones? ¿Tendrías sexo o jugarías energéticamente con alguien con quien no puedes tener esta plática? ¿Quieres relacionarte con alguien que no comparte tus principios de conexión?

EL CONSENTIMIENTO

Uno de nuestros principios más importantes de la conexión es que el sexo sólo sucede entre dos adultos con consentimiento, que es el permiso o acuerdo para que algo suceda. El consentimiento sexual es decir "sí" verbalmente a tener sexo. A finales de 1980 surgió la conversación en las comunidades sexopositivas de San Francisco de que se necesitaba tener más comunicación acerca de lo que queríamos en nuestra sexualidad y que se entendiera que *no* significa *no* y *sí* significa *sí*, y eliminar esa creencia de que cuando una mujer dice "no", en el fondo sí quiere, lo cual es totalmente incorrecto.

El consentimiento trabaja de esta forma: si no das consentimiento, no sucede, punto. Si rompes este acuerdo de cualquier forma, es considerado abuso sexual. Es por eso que tener una plática y compartir tus límites es tan importante. Si compartimos esta información estamos creando un espacio seguro para las experiencias a las cuales decimos que sí. Si no hay claridad y seguridad en nuestra conexión, no nos podemos relajar y disfrutar de la experiencia, pues estaremos en guardia todo el tiempo. ¿Has tenido un encuentro y has hecho cosas que en realidad no querías sólo para sentir amor, validación o aceptación? ¿O no intimas porque sólo quieres sexo sin amor? ¿Cuántas veces no has disfrutado porque te sentías incómodo, con miedo o avergonzado? Todos hemos tenido una experiencia como ésta. Los límites y las pláticas crean un espacio en donde te puedes sentir seguro y relajado para que esto no suceda. Estas pláticas son la base de ser un adulto espiritual y son necesarias para disfrutar de tus conexiones sexuales, así como para tener más intimidad energética. Para ello se necesita practicar, es parte del entrenamiento. Puedes hacerlo con tus amigos, probablemente sea divertido, y todos se apoyarán en ser adultos espirituales.

PRACTICA

I. Plática del elevador; el sexo seguro

Hay mucho miedo para comunicarnos acerca del sexo. Muchos no hablan sobre sexo seguro por falta de confianza, otros tienen miedo a ser juzgados por su historial sexual, y otros sienten terror de compartir alguna enfermedad de transmisión sexual que tengan o hayan tenido, como herpes o VPH. Algunos de nuestros alumnos en sus treintas no saben acerca de las pruebas de salud sexual o dicen que esta conversación no es necesaria porque son personas educadas y de familias bien, lo cual no tiene sentido. Si quieres ser libre en tu sexualidad necesitas ser responsable e informarte acerca de tu salud sexual.

Los adultos espirituales son claros y comunican acerca de su salud sexual. Esta conversación usualmente sucede cuando conoces a alguien o quieres tener sexo con una persona que ya conoces. Es una plática relativamente rápida en un tiempo equivalente a lo que sube un elevador al piso 10, aunque también puede llevar a una discusión más amplia; el punto es que hables de tu salud sexual, tu preferencia de protección y si hay algún límite. Con esta información ya puedes decidir si quieres tener sexo o no, si quieres tomar más precauciones a la hora del sexo o tal vez sólo quieras jugar energéticamente sin que los genitales estén involucrados.

Sigue este protocolo para usar tu voz y cuidarte a ti mismo:

1) ¿Cuándo te hiciste tu última prueba? ¿Por qué fue y cuáles fueron los resultados? El panel general no incluye el herpes porque es un virus, pídelo aparte.

2) ¿Cuáles son las relaciones actuales que tienes y cuáles son los acuerdos? Por ejemplo, si estás en una relación abierta y quieres explorar, habla explícitamente de tus relaciones y de los límites que tengas.

3) ¿Cuáles son tus protocolos de sexo seguro? Condones, dental dams, o puedes tener mucha diversión sólo con tus manos y dedos. Honra los límites de tus nuevos amigos sexuales. Como mujer, comparte tu método para prevenir embarazos.

4) ¿Cuáles son los tipos de tacto que te gustan y cuáles no te gustan? En este momento comunica si te gusta que te toquen con suavidad, si te disgustan las nalgadas, etcétera.

5) ¿Qué significa el sexo para ti?

Los humanos tendemos a darle significado a todo. Es importante entender el significado que le da cada persona al sexo antes de que juegues con ella, especialmente si quieres ahorrarte la burocracia emocional.

6) ¿Cuáles son las razones por las cuales no te relacionarías con alguien, los motivos de ruptura? Por ejemplo, para nosotros es que no se metan con nuestra persona sin consentimiento; si lo hacen, adiós. Eso quiere decir que no nos den terapia, opiniones o consejos sin que los pidamos o sin pedirnos permiso para darlos. Otra razón es que no tenemos tolerancia al drama por el simple hecho de que no tenemos mucho tiempo.

7) Tiempo. Es importante compartir el tiempo que tienes disponible para la conexión, puede ser por unas horas o hasta la mañana siguiente. En ocasiones, de acuerdo a lo que suceda, puedes decidir si la conexión tiene potencial para que inviertas más tiempo.

8) Finalmente pide a la otra persona: "Ahora cuéntame de ti".

Ejemplo:

Persona 1: Me acabo de hacer los estudios de clamidia, gonorrea, VIH y sífilis. Todos salieron negativos. Pero si te preocupa el herpes, probablemente no juegues conmigo porque tengo mucho sexo y estoy casi seguro de que he estado expuesto a este virus en algún momento.

Estoy en una relación abierta y puedo elegir con quién quiero jugar. Mi protocolo de sexo seguro es usar condón para la penetración.

Me gusta el tacto suave, más energético. Me gusta jugar con energía y no me gusta el tacto agresivo o duro, al menos no sin una discusión previa.

El sexo es mi centro de gravedad, en otras palabras, para mí el sexo es esencial para mi calidad de vida.

Lo que es un "no" para mí es el drama o que me manipulen o me hagan dudar. Tengo una vida ocupada y no tengo tiempo para el drama.

Persona 2: Yo me hice los mismos estudios hace un mes y estoy sana. No tengo ninguna relación y me siento cómoda con tu honestidad y que me hayas comunicado que estás en una relación abierta. Disfruto del mismo tacto que tú. Tampoco me gusta el drama y estoy de acuerdo en que nuestro tiempo juntos será limitado.

Y ahí está una conversación entre adultos. ¡Practica!

II. Plática de descubrimiento

Esta conversación es acerca de descubrir la conexión con la persona que acabas de conocer o por la cual sientes atracción; es una conexión que va más allá del sexo o la penetración. Podría ser compartir un momento de cuchareo, un abrazo, sexo energético, un masaje o un *jam* o juego energético, que es la modalidad que aprenderás en este libro, la cual consiste en entablar una conexión con energía.

La idea es hablar y saber qué juegos vamos a descubrir. Es importante honrar los acuerdos y no cambiarlos en el momento, así como seguir este acuerdo para sentirnos seguros y no arrepentirnos de haber tenido sexo cuando sólo queríamos abrazarnos. Si surge en el juego otro deseo, entonces pueden hablarlo para otra ocasión. Muchas veces el deseo es de recibir o sólo dar.

Ejemplo 1:

Persona 1: Siento esta conexión contigo y me gustaría descubrir cómo sería. Quiero darte un masaje de cuerpo completo. Me gustaría saber si quieres descubrir lo mismo que yo y si tienes alguna parte del cuerpo que prefieras que no te toque. Si es así, ¿qué tipo de masaje te gusta?

Persona 2: Suena delicioso, me gustaría jugar contigo. Me encantaría un masaje suave y me gustaría que me tocaras todo el cuerpo menos los genitales.

Persona 1: Me parece bien. ¡De acuerdo!

Este ejemplo es muy claro. Él compartió su deseo, ella lo escuchó y expresó el suyo y su límite. Él estuvo de acuerdo y ahora ya pueden conectar con la seguridad de que sólo eso pasará.

Ejemplo 2:

Persona 1: Me siento atraída por ti y quiero saber cómo fluye la conexión entre tú y yo. Tengo muchas ganas de darte sexo oral.

   Persona 2: Suena divertido, pero en este momento no estoy dispuesto a descubrir esto, pero qué te parece si vemos una película y cuchareamos.

   Persona 1: También es muy buen plan. ¡De acuerdo!

En este ejemplo ambos deseos eran diferentes, pero uno de ellos cedió al deseo del otro y jugaron, aunque no fue como lo que ella tenía en mente. Si ambos deseos son distintos pueden dar una alternativa que les diga "sí" a los dos, o pueden decidir no descubrir.

III. Plática de exploración

Esta plática sucede entre amigos sexuales de mediano a largo plazo o entre parejas. Es una conversación para explorar más profundamente otras modalidades o nuevas cosas. En la plática 1 se revisa si ha habido cambios en la salud o métodos de sexo seguro. En ésta se exploran los deseos sexuales con más detalles y con límites claros. Se recomienda hablar de los miedos. Muchas veces, cuando exploramos en un contexto más profundo, pueden surgir miedos y es importante comunicarlos para que te puedas sentir más seguro. Cuando explores podrás rendirte porque sabes a lo que estás jugando, y eso es un verdadero regalo. También es importante hablar después de la conexión acerca de lo que pasó; si es que surgió algo, esto le da un toque transformador a la experiencia.

Ejemplo:

Persona 1: Mi deseo es explorar el juego con cuerdas en una experiencia en donde despiertes todos mis sentidos. Me gustaría que me ataras y me hicieras sentir mucho placer. Podrías pasar una pluma por mi cuerpo y tocarme con suavidad. No me gustaría que me pusieras nada en los ojos o que me toques el cuello. Mi miedo es que no honres mis límites.

Persona 2: Estoy abierto a explorar tu deseo y honraré tus límites. Yo no tengo límites en esta experiencia y mi miedo es que no te guste lo que te hago y que me juzgues por ello.

IV. Conversación de la iniciación a la relación

Ésta es una charla que se usa cuando estás a punto de entablar una relación, por el tiempo que dure. Si queremos crear nuevos formatos y nuevas maneras de relacionarnos tenemos que estar abiertos a la naturaleza de la conexión y soltar las expectativas acerca del sexo. Esta plática es ideal para ahorrarte sorpresas desagradables en el futuro porque se trata de los deseos con esa persona. Estás estableciendo un entendimiento claro de quién eres y cómo te quieres relacionar, si es como amantes, amigos o una posible relación formal. Esta plática pone las cartas sobre la mesa. Aquí puedes negociar y llegar a un acuerdo o decidir no hacerlo. Te recomendamos los siguientes pasos:

1) ¿Qué es lo que quieres? Practica comunicar lo que quieres sin vergüenza y abiertamente.

2) Sé transparente. Invita a la persona a jugar o a conectar en el formato que deseas en total libertad. Esa persona ya decidirá si está dispuesta o no. Debes de estar consciente de la posibilidad de que alguien no quiera participar y se vaya.

3) Sé específico. Cuando somos específicos en nuestras necesidades es más fácil que el otro te dé lo que quieres y que decida si quiere participar o no.

4) Dale un nuevo formato. Si no tenemos acuerdos claros y una conversación de lo que queremos cocrear, cometemos un error. Si no te comunicas, asumes que será una relación como las que ya conoces o que has tenido. Esto nos puede traer problemas. Sé sólido en lo que quieres y si no quieren jugar o conectar, siéntete bien con tu decisión. Estás creando nuevas formas de relacionarte que son más sanas y fáciles.

Ejemplo 1:

Me considero una persona abierta que disfruta de una comunicación clara y conexiones profundas. Valoro mi tiempo y considero el tiempo y los sentimientos de las demás personas. Mi tiempo es limitado y por eso no me interesa el drama. Mi salud es muy importante para mí, es por eso que la conversación del sexo seguro y tener tiempo en soledad para descansar es necesario. Estoy abierta a una pareja de vida que honre mi individualidad y mi decisión de no tener hijos. Mi deseo es conocerte, explorar y divertirnos.

Ejemplo 2:

Creo que en la vida y las relaciones hay cosas que no cierran el trato. Las mías son tres:

1) Mi tiempo es limitado, es por eso que tengo cero deseos de drama. A muchos les encanta el drama, pero no va conmigo.

2) Me gusta hablar y más acerca de mis deseos. Es importante saber en qué lugares concordamos. Hablemos de las cosas que nos divierten y en las que podamos encontrar cómo relacionarnos.

3) Sólo quiero estar en una relación con alguien de mente abierta; si no eres abierta, mejor no. Para mí estar abiertos es un valor y quiero estar seguro de que estoy con alguien que tiene esa disposición.

LOS LÍMITES

Los límites personales son guías, reglas o acuerdos que una persona crea para identificar los comportamientos de otras personas que sean seguros para sí misma. El límite es cuidar tu propio espacio íntimo y tu mundo interno. Pensar en tus límites y comunicarlos es una forma de ser un adulto espiritual.

Cuando los sobrepasas puedes hacer cosas para las que no estás listo. Esto puede causar vergüenza o culpa y llevarte de un lado del péndulo a otro cuando empiezas a explorar. Esto sucede porque en esencia estás sobrepasando tus límites y quieres confirmar lo que tus padres, maestros o la sociedad te dijeron sobre el sexo. Tenemos que crear un espacio seguro dentro y fuera de nosotros para poder construir un sistema inmune psicológico. Estos principios te ayudarán a elegir qué límites establecer y cómo comunicarlos:

El límite es confianza

Es algo muy raro querer estar en una relación en donde no nos tratan bien. Si estás con alguien que generalmente te trata bien y confía en ti, ¿por qué necesitas saber los contenidos de su mente todo el tiempo? ¿Por qué te importa tanto? ¿Por qué quieres saber a quién le interesa cogerse, o quién quiere cogerte a ti? Tenemos esta necesidad de saber y si no sucede creemos que no hay confianza y eso termina la relación. Este comportamiento refleja una inseguridad mezclada con un condicionamiento profundo. Es natural pensar en fantasías porque es parte de nuestra psique sexual. Un límite sano es tener tu propio espacio, que tus pensamientos sean privados y que los honres. Si tienes privacidad, hay más confianza y significa que estás en una relación con un adulto.

Un límite es cuidarte a ti mismo

Decir que *no* o escuchar un *no*, no indica rechazo o abandono. Se vale decir que no si tus deseos no están alineados con los de otras personas. Decir que no es una forma de honrar tus límites. Si no estás cómodo con el deseo del otro y sobrepasa tus límites, no te preocupes, todos tenemos la libertad de no hacer lo que no queremos. Un *no* puede ser muy sano. El decir *no* es una forma de honrar tu cuerpo y tus deseos más auténticos. Puedes negarte con amabilidad. Puedes escuchar un no sin ponerte a la defensiva o ser duro; también puedes dar una alternativa, por ejemplo: si tu pareja quiere tener sexo y tú no, puedes decir: "Suena delicioso, pero en este momento me gustaría cucharear". ¿Sientes la diferencia? Cuando alguien dice "no", recuerda que está cuidándose a sí mismo.

Di que no cuando no estés seguro

Ésta es una premisa fácil: cuando dudes o no te sientas seguro, es un NO. Cuando algo suene bien y no se sienta bien, di "no". Si algo suena bien, pero te trae malestar emocional, di "no". Si tu cuerpo se siente bien, pero tu mente no está tranquila, di "no". Cuando no estés seguro y claro, que no te dé vergüenza decir que no, aunque tengas una parte que quiera decir que sí. En ese caso decir que no es la mejor decisión de amor propio y poder personal que puedes hacer. Si eres de los que escuchan un "no sé" y esa persona no puede decir que no, sé el adulto y dile que no. Le estás dando un regalo y tú estás en tu poder.

Un límite no cambia ya que estés jugando

Ya que tengas tus límites en los juegos sexuales o energéticos es importante mantener el acuerdo que hagas al inicio para que te sientas seguro y abierto para jugar. Cuando jugamos con energía en muchas ocasiones tenemos el impulso de querer más porque esta energía así se mueve. Mantener tus límites intactos te ayudará a seguir con el acuerdo y a crear confianza en tu conexión.

Un límite es estar consciente de tu *sí* o *no*

Necesitamos estar en contacto con lo que pasa en nuestro cuerpo, mente, emociones y cómo sentimos la energía. Usamos todo nuestro cuerpo para tomar la decisión más apropiada para ese momento. La herramienta de diagnosis te ayudará a estar consciente de lo que está pasando cuando estás en presencia de otra persona para pensar tu límite. Normalmente nuestro cuerpo se comunica con un *sí* al sentirnos relajados y un *no* si hay tensión o estrés. Tu cuerpo es tu brújula para el límite.

Los límites son complicados; sé amable contigo

Cuando nos comunicamos con firmeza estamos siendo claros en lo que queremos. Hacerlo con amabilidad es más fácil para que la persona te escuche. La comunicación tiene dos lados, la persona que expresa y la que escucha. Tendemos a ser más abiertos cuando escuchamos palabras amables, incluyendo un *no*. Los límites son una práctica continua y puede ser difícil establecerlos, es por eso que tienes que ser muy amable contigo mismo. Los límites son una constante exploración de tu aceptación, de tus deseos, y debes entender que cambian de acuerdo a la persona o situación que tengas frente a ti.

Los límites siempre cambian, pero aceptarlo no es fácil porque siempre hay un riesgo de que alguien no vaya a honrarlos. En ese caso hónrate a ti mismo y termina esa conexión. Tenemos diferentes tipos de límites: los suaves, que puedes cambiarlos de acuerdo a la situación o persona; y los firmes, que son tus límites definitivos.

Los siguientes son algunos comportamientos que son alarmas rojas y que no tienen cabida cuando exploramos con este método o con el futuro del sexo:

Gaslighting o engañar sistemáticamente

El engaño sistemático es el uso de la vergüenza o culpa para obtener un beneficio personal, es manipular a alguien cuestionando su propia sanidad. Este engaño puede ser muy sutil y por eso muchas veces no nos damos cuenta, como en la siguiente conversación:

—Hola, ¿todo está bien?

—Sí, todo bien.

—¿Estás seguro? Siento que algo no está bien.

—No, todo bien.

—¿Qué escondes? ¿Por qué te escondes? ¿Por qué te pones así?

Entonces respondes con enojo o irritación y es totalmente lógico porque estás poniendo un límite a tu espacio privado y no quieres discutir por nada. La otra persona te aprieta el botón y quiere sobrepasar el límite.

Otro ejemplo: estás con tu pareja o con un amigo cariñoso y tienes un orgasmo que te hace llorar de la emoción. Estás en un espacio muy vulnerable en el cual la respuesta natural sería permitir esta emoción y simplemente abrazar o contener a la persona. Si la otra persona juzga tu emoción y usa ese momento para bajarte la autoestima, romperte para obtener más poder sobre ti o para que aceptes algo que sólo sea de su beneficio, es intolerable. Digamos que ese momento es utilizado para que aceptes pagar algo que no querías o practicar algún juego sexual al cual no estabas abierto a explorar.

Cuando sales de esta situación y entra tu consciencia te das cuenta de que fuiste engañado en un momento de vulnerabilidad que no es apto para tomar decisiones, ya que tu mente crítica no está activa, y que dijiste que sí a algo que realmente no querías. Este límite es esencial para tener conexiones sanas, así que no dejes que te avergüencen o engañen de ninguna forma.

Avergonzar

Este comportamiento causa estrés emocional, elimina el poder personal y produce baja autoestima, confusión, caos y falta de armonía. Cuando alguien te avergüenza te sientes culpable porque crees que no estás haciendo lo que deberías. Entonces la vergüenza produce culpa, y ésta te induce a tener un comportamiento o a actuar de cierta manera que realmente no querías. Al actuar de este modo no tomas responsabilidad y culpas a otras personas por la situación. Así es como la gente se mantiene en el círculo de culpa y vergüenza. Se convierte en la forma funcional en la que la gente obtiene lo que quiere, al tiempo que no respeta ni los sentimientos ni los límites de otros. Obtén lo que deseas al darle voz a tu verdadero deseo, no es necesario avergonzar para que te digan que sí.

Conectar estando intoxicado

Normalmente las personas usan drogas o alcohol para derrumbar su estructura mental por un rato y así poder tener sexo; es el modo más común que usan. Para establecer una conexión y lazo con alguien necesitamos estar vulnerables. Desafortunadamente, en nuestra cultura moderna no nos gusta la sensación de vulnerabilidad y la única forma de sobrepasarla es tomando o usando drogas. Esto no nos enfoca en la conexión porque usualmente rompemos nuestros límites y terminamos con un sentimiento de culpa y vergüenza; es el famoso camino de la vergüenza o *walk of shame*.

Stealthing

En inglés *stealth* significa hacer una acción o movimiento con cautela, de ahí se deriva el término *stealthing*, que se usa para definir el acto de remover o dañar un condón durante el sexo sin consentimiento de la pareja. Muchos hombres pretenden sentirse ofendidos cuando una mujer les pide que usen condón y las avergüenzan por ello. Hay casos en los que el hombre se lo quita en medio del sexo. Ese acto es ilegal en muchos países y está clasificado como una forma de abuso sexual. La confianza no es el problema, es el consentimiento.

PRACTICA

Intenta realizar las cuatro charlas y escribe en tu diario de sabiduría cómo te sientes. Nota si hay creencias. ¿Cómo se siente tu cuerpo con cada una de ellas? Sé amable contigo mismo y observa sin juzgar.

También explora poner límites en tu vida diaria, lo cual lograrás practicando.

¡HABLEMOS DE DESEOS!

Como seres humanos, todos tenemos deseos y necesidades que buscamos cumplir para sentir satisfacción, plenitud, felicidad, validación, amor o paz. Los deseos son el motor de nuestra motivación. Queremos cubrir las necesidades para sobrevivir, queremos cosas que no son necesarias pero que hacen nuestra vida un poco mejor y tenemos deseos que vienen del centro de nuestra esencia. El deseo es nuestra meta, antídoto, reto y propósito.

La cultura y la religión nos avergüenzan por tener necesidades básicas y nos dicen que querer más o desear es algo malo y egoísta, que el deseo es la fuente del sufrimiento, una tentación o algo en lo que no hay que pensar. El deseo tiene una mala reputación porque es algo poderoso. Estas narrativas han reprimido la expresión de esa energía causando ira, depresión, soledad, estados neuróticos u obsesión. El deseo tiene un impacto en nuestra mente y en el cerebro. Cuando nuestra mente tiene claridad acerca de lo que deseamos, crea una imagen mental que le da una señal al cerebro que activa los neurotransmisores del bienestar. La dopamina activa la pasión, el enfoque y la motivación, y la oxitocina activa el gozo, que nos hacen sentir bien y conectados.

En realidad no importa si los deseos suceden, lo que nos gusta es cómo nos sentimos al desear algo. Piensa en algo o alguien que deseas. ¿Cómo te sientes? Probablemente bien, ¿cierto? Cuando experimentas el deseo de esta nueva forma, te lleva a otro nivel de relación contigo mismo y con los demás. Este capítulo te abre la puerta para que pienses acerca del deseo y que sepas que desear es algo natural.

Lo primero que debemos entender en los niveles más primarios es que a los humanos nos gusta tener sexo. Si aceptas esta naturaleza, será fácil admitir tus deseos. Los hombres tienen un pene que está diseñado para llenar un hoyo; las mujeres tienen un hoyo que quieren llenar con algo. Es la biología en su más básica expresión. Todos los humanos quieren tener la experiencia de poner algo adentro de otro algo. No hay vergüenza en querer esto porque es algo natural. Lo que realmente queremos es vivir en la experiencia, no en la mitología.

Pregúntate lo más espiritual que hay: ¿Qué es lo que quieres? ¡Piénsalo! Es tu mundo, ¿cómo quieres vivirlo? ¿Quieres seguir la programación o quieres crear lo que realmente deseas? Ésta es una pregunta muy espiritual porque necesitas desarmar lo que la sociedad y tus papás te han dicho. Para ser un humano sexual y espiritual desarrollado necesitas saber lo que quieres. Si no, entonces el mundo va a definirlo por ti y te va a poner en las cajas y etiquetas que él conoce.

El problema que tenemos con la sexualidad es que lidiamos con lo que es correcto para la sociedad, y ella nos dice que para tener sexo tenemos que casarnos o estar enamorados; que tiene que ser de misionero y que sólo puedes tener sexo con la misma pareja por el resto de tu vida. Por ejemplo: si eres mujer y quieres tener sexo con parejas múltiples el mundo te va a decir que eres una mujer fácil, pero si eres hombre te celebrarán. Si eres mujer, tu blusa debe estar abotonada hasta arriba para cumplir con el mito de la Virgen, pero si tienes varios botones abiertos, eres el mito de la puta. Lo paradójico es que un hombre quiere que tengas todos los botones abiertos para poder tener sexo contigo, pero cuando te presenta al mundo quiere que tus botones estén cerrados para que luzcas decente. ¿Pero cómo vas a saber dónde quieres vivir si no cruzas esa línea o no sabes dónde está?

El deseo es lo que te mueve a tener una experiencia y descubrir qué es lo que quieres. Los deseos te llevan al centro de tu identidad, en ese lugar no hay dónde esconderse y la única forma de llegar ahí es haciendo un poco de trabajo interno y de moverte más allá de la moralidad, del bien y del mal. El problema es que no mucha gente quiere hacer lo que se requiere para ir a ese espacio. Cuando aceptas tu deseo eres libre. Que tengas deseos no significa que debas hacer que se cumplan, pero es una herramienta para saber de ti mismo y que revela quién eres. De lo contrario, los deseos se quedan bajo presión muy adentro de tu psique provocando sentimientos de soledad, depresión y miedo. Sientes que nadie te ve o te conoce porque no puedes expresarlos.

Tenemos que crear nuestros propios mitos y las cajas a las que queremos entrar o de las cuales queremos salir, así como componer nuestras historias, no las de otros. Cuando somos responsables de nuestra creación, entonces estamos viviendo la vida que estamos eligiendo para nosotros.

Hacer preguntas que cuestionan la cultura no es fácil. ¿Qué haría si fuera libre? ¿Qué quiero sentir en mi cuerpo que no sea dolor o sufrimiento? Este cuestionamiento nos permite tener claridad acerca de nuestros deseos. Es importante discernir con quién pasamos nuestro tiempo, ya que nuestra red íntima puede aceptarnos y apoyar nuestros deseos o nos puede jalar y volvernos a condicionar. Si tú piensas en el placer y alguien te dice: "No hables de eso, no pienses en eso, cállate", lo que en realidad está haciendo es orillarte a un lugar de poco poder en donde la vida te lleva por un camino y las personas deciden por ti. Les estás dando el poder, y como adulto espiritual la idea es que tú estés en tu poder y elijas por ti mismo.

TIPOS DE DESEOS

¿Cuál es la raíz del deseo? ¿Es biológico? ¿Impuesto por la programación? ¿Está influenciado por una moda? ¿Por una conexión emocional? Los deseos se desprenden de diferentes partes de nuestro ser, pero muchas veces no nos damos el tiempo para pensar en lo que deseamos a niveles más profundos. Sin embargo, es esencial hacerlo para poder crear más espacio y la vida que quieres. Descubramos los diferentes tipos:

a) Deseos de supervivencia. Es la fuente de nuestras necesidades biológicas y de supervivencia. Es lo que los humanos necesitan para vivir, estar saludables y honrar su naturaleza. Alimentos, agua, sueño, sexo, comunidad y un techo. Hay muchos sistemas de creencias que avergüenzan a la gente por tener estas necesidades o que dicen que se pueden trascender, pero esto sería muy difícil porque es parte del ser humano. Las personas que eligen ayunos, celibato o aislamiento necesitan una mentalidad y habilidades muy fuertes para lograrlo; sin embargo, es complicado mantener este estado porque eventualmente te enfermas o eres infeliz. Cuando estamos conscientes de que necesitar es parte de quienes somos, podemos abrazarnos y tomar acción para poder satisfacer nuestros deseos naturales.

b) Deseos de gratificación. Son deseos activados por nuestra biología que no son esenciales pero que mantienen calmado al cerebro reptiliano. Hazte esta pregunta: ¿Realmente necesito esto o es algo que hago para calmar mi mente, emociones o cuerpo? Observa si lo que quieres es gratificación instantánea o algo que sí necesitas para prosperar. Luego puedes hacer una elección. No te avergüences de ti mismo. Lo que escojas está bien. Usa tu gratificación si no interfiere con tu plan de acción para obtener tu deseo. Por ejemplo: si quieres bajar de peso y estás en una dieta y entra tu deseo de gratificación y te comes una dona, esto te está alejando de lo que realmente quieres, ¿cierto?

c) Deseos de expresión. Disfrutamos compartir e inspirar a otros con nuestras historias, aventuras y experiencias. Prosperamos compartiendo la vida y lo que disfrutamos. Al expresar nuestra mente y emoción a través de una acción, le estamos demostrando y compartiendo quiénes somos al mundo. Nuestros deseos sexuales e íntimos tienen que ser expresados para poder crear las relaciones y vida sexual que queremos.

d) Deseos de autodescubrimiento. La curiosidad va más allá de otras personas y otra gente. Nos interesa saber acerca de temas de desarrollo personal, espiritualidad y sexualidad. Queremos experimentar, sentir y transformar. Este descubrimiento es acerca de sobresalir y tener beneficios.

e) Deseos de conexión. Los seres humanos debemos sentir que pertenecemos y nos aceptan. Por milenios la aceptación, apreciación y validación han sido parte de la forma en que nos relacionamos. Esto crea una respuesta en nuestra biología y nos impulsa para sentir motivación, poder personal y ganas de hacer las cosas. Todos necesitamos conexión y tacto. Conecta con la gente y comparte; usa tu capacidad de dar y recibir; siéntete amado, deseado y aceptado; crea lazos para sentirte seguro y apoyado.

f) Deseos materiales. Son las posesiones materiales que deseamos. Las queremos porque nos sentimos atraídos, curiosos, cómodos o por cuestiones prácticas. Disfrutamos lo que las cosas materiales nos hacen sentir y que nos hagan la vida más cómoda. ¿Qué es lo que realmente quieres? Y ¿qué es lo que realmente necesitas? Cuestiónate y crea consciencia de lo que compras y deja de comprar sólo porque sí. Crea una intención y propósito de las cosas materiales que obtengas.

g) Deseos placenteros. Son el motor de las experiencias sensoriales. Estos deseos se capturan por nuestros sentidos y nutren a todo nuestro ser; nos hacen sentir placer, gozo y satisfacción en nuestra mente, cuerpo y a nivel emocional. La sensualidad es la experiencia de los regalos de la vida y de nuestra capacidad de sentir la conexión y placer. Por ejemplo: el aroma de la flor de lavanda, una caminata en la montaña para ver un atardecer, escuchar tu música favorita o disfrutar de un masaje.

h) Deseos sexuales. Surgen de la energía sexual. Es la energía salvaje y libre que tenemos. El problema es que cuando reprimimos esta energía y nuestras fantasías sexuales, el lado oscuro del sexo surge en forma de deseos que están en nuestro subconsciente y que en un momento pueden salir a la luz y crear una situación incómoda para la otra persona, porque fue algo sobre lo cual no hubo consentimiento. También sucede que en el sexo actúas de alguna forma que no es normal para ti y puede asustarte. Por ejemplo: si comienzas a moverte salvajemente y es algo que no haces a menudo, te sientes fuera de ti. Si no conocemos nuestros deseos sexuales y exploramos con esas energías, no sabremos cómo manejarlas. Esto puede crear un bloqueo mayor o una desconexión con la otra persona.

La mayoría de las personas pretende no tener fantasías o cree que no las tiene porque no conoce su sexualidad. Estas fantasías son parte natural de nuestra psique. Algunas de ellas son tener sexo con alguien que no conoces, o en espacios públicos o *kinks*, que son perversiones. Está comprobado que desde la época primitiva existe el deseo de sexo salvaje y fantasear con múltiples parejas.

Las fantasías sexuales nos dan permiso para disolver nuestra identidad y sumergirnos en la experiencia pura, ya que exploramos con distintos aspectos del ser. Esta exploración no tiene que ser algo físico, también puede ser un ejercicio mental. Si tienes un deseo oscuro y no lo aceptas, normalmente te sientes avergonzado y esto bloquea la energía. Los deseos sexuales son normales e incluso es sano pensar más allá de lo que es llamado normal en la sexualidad. Esta energía es salvaje, apasionada y se necesita para tener balance en tu vida. Si reprimes estos deseos tu vida sexual no será libre, porque estas ideas te acompañan a la cama. Es imposible no tener fantasías sexuales. Cuando negamos este impulso natural, entonces tomamos estos deseos y nos comportamos de formas inapropiadas y con las personas incorrectas. Estos deseos necesitan expresarse y lo harán en la luz o en la sombra. En Yorgasmic tenemos la misión de traer el sexo y nuestros deseos más oscuros a la luz; de esta forma podremos explorar con ellos con consentimiento y en un espacio seguro, ya sea a nivel físico o mental. El poder personal y la libertad sexual surgen cuando somos capaces de aceptar quiénes somos y expresar claramente nuestros deseos oscuros y aprender a compartirlos con otros adultos.

i) Deseos mitológicos. Esta narrativa ha sido parte de la humanidad y se ha convertido en una realidad. Este sistema de creencias ha influenciado a miles de personas a través de la historia y en el tiempo presente. El mito es la historia tradicional que consiste en la explicación de un fenómeno social en el que con frecuencia se involucran personas con poderes sobrenaturales o eventos de esta índole. Las asociaciones que tenemos con estos mitos son las que los hacen reales. Éstos son deseos de ser o llegar a un lugar, estado o sentimiento basados en mitos religiosos, espirituales o creencias culturales. Si crees en el cielo, tu deseo y fe es que cuando mueras vayas al cielo. Si eres budista, tal vez sea experimentar el vacío y ser más compasivo.

PRACTICA

En los próximos 30 días crea el diario del deseo. Escribe todos los días tus deseos. ¿Tienes claridad sobre lo que necesitas, quieres y deseas en tu vida? ¿Son tus deseos o los deseos impuestos?

Cuando sea el último día crea tu nueva lista. Lee y observa qué sientes. Ahora ve a la primera lista. ¿Notas alguna diferencia? ¿En qué deseos tienes tu atención y energía? Esto te va ayudar a darles prioridad a tus deseos.

Ahora haz una lista en donde anotes tus deseos en orden de prioridad y por qué los quieres. Probablemente los estés viendo con otra perspectiva. ¿Algo cambió? ¿Dejaste algunos deseos? ¿Ya les diste prioridad a los más importantes? ¿Te sientes con claridad y ligereza? ¿Soltaste algunos deseos?

La nueva lista está dando claridad a tus deseos más profundos. Guárdala y vuelve a hacer el ejercicio cada tres meses. Esto te ayudará a revaluar tus prioridades y a enfocar la dirección de tus deseos.

LOS SECRETOS DEL PLACER

El placer es como el agua que nutre las plantas y alimenta la consciencia. El placer ha sido un rompecabezas para muchos. Nosotros hemos experimentado tanto placer que logramos descifrar la fuente del agua que va a nutrir las plantas, y ésos son los secretos que vamos a compartir contigo en este capítulo.

Seguramente habrás visto en la televisión o si tienes mascotas cómo los mamíferos juegan cuando son pequeños, pues es parte de su desarrollo. En los humanos sucede lo mismo: el juego nos enseña herramientas sociales y de vida; también es placer, y el placer es serotonina y conexión. Jugamos porque es placentero y divertido. Nos han educado para pensar que la diversión está peleada con la responsabilidad, y que para ser adultos que seamos tomados en serio no podemos divertirnos.

El placer le puede dar miedo a la mayoría porque no sabe qué hacer con esa energía. Cuando sentimos placer no podemos escondernos, estamos en un estado del ser que es genuino. En donde hay placer, hay libertad y una relajación profunda que permite el gozo y la tristeza. Nota cuántas veces evitas un abrazo largo, tener sexo o incluso hacer yoga porque te da miedo empezar a sentir algo. El placer es sentir, nuestro condicionamiento es el que nos dice que los sentimientos son sufrimiento. El sufrimiento es una consecuencia de no aceptar tus sentimientos y emociones, no lo opuesto. Es muy interesante cómo los humanos evitamos lo mejor para nosotros mismos y tomamos la ruta de escape más próxima. Piensa en esto: ¿Cuántas cosas en tu vida te hacen sufrir? Seguramente tienes una lista interminable, ¿cierto? Ahora piensa en todas las fuentes en tu vida que te causen placer. No fue tan fácil crear tu lista, ¿verdad? Así vivimos: más conectados al sufrimiento que al placer. En Yorgasmic abrazamos y aceptamos la ruta del placer y nos alejamos del dolor y el sufrimiento. Enfocamos nuestra fuerza de vida en el placer.

El sufrimiento parte de las creencias, las emociones bloqueadas y los pensamientos, que son los que comienzan a crear contracturas en nuestro cuerpo físico. Estamos construyendo una prisión de estrés, miedo, culpa y vergüenza: los destructores del placer. Cuando nos sentimos de esta forma, le estamos dando una orden al cerebro de que inhiba la activación del centro de placer. Cuando no nos sentimos bien es por lo que creemos. El dolor y el sufrimiento nos vuelven duros, esto es un mecanismo de defensa para que podamos sobrepasar ese momento. ¿Has notado que cuando tienes un problema necesitas estar fuerte para poder resolverlo? La cuestión es que si tratas de mantenerte duro eventualmente surge el estrés o el cansancio extremo. Esto pasa porque no nos enseñaron a resolver y sanar con el placer. Es por eso que en el método Yorgasmic enseñamos con placer y gozo, no con vergüenza y trabajo arduo. Cuando nos sentimos bien entramos a un estado profundo de relajación y todo lo que hemos encapsulado en nuestro sistema, ya sean emociones, energía atorada o dolores escondidos, sale a la superficie para que podamos soltarlo y regresar a nuestro estado natural del ser. A esto le llamamos libertad. Nuestro estado natural es sentirnos bien y en nuestro placer.

Si observamos a los bebés notaremos que regularmente están contentos y se sienten bien. Sólo lloran para comunicar cuando tienen hambre, quieren dormir o hay que cambiarles el pañal; el resto del tiempo están durmiendo o sonriendo. Es nuestra naturaleza.

El placer no es algo que sólo perseguimos o que queremos alcanzar. Cuando tenemos placer normalmente lo disfrutamos por un momento breve y después desaparece y tenemos que volver a empezar. Corremos atrás del placer pensando que vamos a obtenerlo con cosas externas o esperando a que alguien nos lo dé. Y por esto esperamos a que llegue el amante perfecto, la pareja que nos resolverá todo y que nos haga derretirnos del placer que no hemos tenido en meses o años. Seguimos soñando y anhelando a alguien que nos salve de nuestro dolor y sufrimiento. Nos volvemos dependientes de otros para sentir placer.

En nuestras redes sociales hicimos una encuesta con la pregunta: "¿Qué te gustaría en el sexo?" Todas las respuestas fueron acerca de querer una técnica para que la mujer llegue al orgasmo o querer a un hombre que te haga ciertas cosas o que no te toque de cierta forma. De más de 500 respuestas ninguna mencionó querer sentir algo o experimentar placer de ciertas formas, ni siquiera aparecía la palabra *placer* en ellas. Las personas no piensan acerca del placer o sus deseos, y muchas no tienen ni idea de lo que quieren en el sexo o en su vida íntima. Dejan su placer en manos de los demás y de esta forma nunca estaremos satisfechos, porque el primer secreto del placer es que está en ti.

El placer va más allá de sentirte bien. Por ejemplo: puedes ir al mercado y comprarte unas flores, eso se siente bien, ¿cierto? Pero si tomas esta misma acción y la llevas a niveles más profundos de consciencia y conectas con tus sentidos, eso se torna en placer. No es lo mismo ir a comprar flores, que ver las flores y notar sus detalles, olerlas con detenimiento, sentir su textura y hasta jugar con una. Esto cambia la experiencia completamente. El placer es una cualidad natural divina que surge y pulsa en nosotros. Necesitamos aceptar esta realidad y permitir que vibre en todo nuestro ser. Con este libro el placer dejará de ser algo que queremos alcanzar y será parte de quienes somos.

El placer es físico, mental y emocional. Pensamos que el placer es algo que hacemos para sentirnos bien en una pequeña parte de nuestro cuerpo, en la vagina o el pene. En Yorgasmic queremos que intentes nuestro concepto de *placer expandido*: tomar el placer de un punto local y distribuir esta sensación a todo el cuerpo en una experiencia sensorial. Ver lo que probamos, escuchar lo que tocamos y tocar lo que vemos. El placer expandido es libre e infinito. Requiere de cultivar tus estados de placer. Piensa en el placer como un músculo que se tiene que desarrollar; cuando este músculo está fuerte, puedes sentir placer en libertad y abundancia.

ETAPAS PARA CULTIVAR EL PLACER

Existen cuatro etapas para cultivar tu placer; veamos a continuación en qué consisten:

1) Erotización; sentir el placer. ¿Cómo se siente el placer en tu cuerpo? ¿Realmente lo sientes? Tenemos la tendencia a definir el placer de acuerdo con nuestras creencias o las historias de otros. Para entenderlo necesitamos conocer

nuestro cuerpo y explorar con las cosas que nos hagan sentir bien; necesitamos cultivar la consciencia erótica. Si queremos sentir éxtasis tenemos que movernos hacia ese estado del ser practicando el placer.

Para activar estas sensaciones de placer hay que estar en relajación profunda y usar las herramientas que te vamos a compartir en este libro. A la herramienta que crea los cimientos de la erotización le llamamos "las cuatro llaves del orgasmo", las cuales entrenan tu cuerpo con la idea de que está bien movernos y sentir placer. Estas llaves, que abordaremos con detenimiento más adelante, nos ayudan a mantener el placer en el cuerpo por largos periodos de tiempo. Con la práctica nos acostumbramos a sentirnos bien físicamente y queremos más de ello.

2) Despertar los sentidos; abrir la consciencia. En esta etapa estamos entrenando a nuestros sentidos para capturar el mundo externo en una experiencia más profunda. El tacto, la vista, el olfato, el oído y el gusto toman información que es placentera para nuestro ser. La sensualidad va más allá de seducir a una persona; es seducir a la vida y permitir que ésta te seduzca a ti.

¿Qué tanto disfrutas ver una pieza de arte, comer un chocolate, oler una flor o escuchar una gran canción? Cuando nuestros sentidos están abiertos, esto nos produce placer y nos da inspiración para crear y jugar en la vida. Entre más placer sientas en tu cuerpo, más podrás relajarte y ser receptivo a nueva información y sensaciones. La receptividad es uno de los regalos más hermosos de la vida. Practica durante tu día estar más consciente de tus sentidos y observa cómo se siente en todo tu cuerpo.

3) Sexualización; sentir el inicio de la excitación sexual. La excitación es esencial para nuestro bienestar porque activa diferentes sistemas neuronales que nos ayudan a regular la consciencia, la atención y el proceso de la información. El primer paso es un componente cognitivo que percibe el estímulo visual y enfoca nuestra atención. En éste se activa la corteza prefrontal y el sistema límbico, que es la recompensa. El componente emocional es evaluado por la amígdala y el motivacional por el sistema límbico y el hipotálamo. En este proceso se activan diferentes partes del cerebro y ayudan a motivar ciertos comportamientos y funciones básicas como la movilidad y la activación del sistema nervioso.

Estar caliente es natural y una sensación hermosa. Sin embargo, la narrativa nos ha dicho que estar excitados o calientes es una función que sólo se utiliza para tener sexo, y esta idea nos mantiene alejados de sentir todos los beneficios que la excitación nos da.

Cuando te sientas excitado no reprimas la sensación. Lo que queremos es que nuestro cerebro y cuerpo se prendan y hacer espacio para el placer en nuestros genitales. Cierra los ojos y respira profundo, percibe tu sexo. Observa las sensaciones y la información que te están dando en ese momento. Si los escuchas te dirán si se tiene contracción, estrés, están contentos o excitados. Respira y escúchalos decir que sí a más libertad, profundidad, conexión y mejor sexo. ¿Cómo se sienten? ¿Notas alguna diferencia al escucharlos? Expande esa sensación a todo tu cuerpo y disfruta de la sexualización.

4) Consciencia orgásmica; la exploración de energía. El orgasmo es una combinación de la energía de nuestros sentidos y la excitación que creamos en las primeras tres etapas. En el orgasmo descubrimos la realidad energética y nuestro placer se convierte en éxtasis. La consciencia orgásmica es la experiencia transformadora del sexo y la puerta a lo místico y esotérico. En ella les damos acceso a las dimensiones misteriosas de la energía sexual. En el momento en que el sexo deja de ser solamente una acción física se convierte en una experiencia multidimensional. Esta consciencia hace que la energía se magnifique y que exprese sus cualidades en el placer expandido, sintiendo más nuestras sensaciones y sentimientos. En esta etapa nuestra identidad se disuelve y nos rendimos totalmente a la experiencia del fluir.

SECRETOS DEL PLACER

Liberación

Los humanos hemos sido condicionados a tener la capacidad de soltar cosas. Con los niños podemos ver que nuestra naturaleza es soltar. Fíjate que cuando se enojan, en dos minutos se les quita y quieren jugar. Los niños responden al momento; los adultos guardan el resentimiento, las preocupaciones, creencias y arrepentimiento. Si guardamos las cosas, tendemos a pensar que cuando hay algún problema la culpa es nuestra, y al tener ese pensamiento perdemos contacto con el placer y los deseos. Hay mucha resistencia a la liberación. Esa resistencia es una sensación parecida a agarrar firmemente la manija de una puerta a la vez que alguien está tratando de abrirla o cerrarla. Esto requiere de mucho esfuerzo y energía, y provoca dolor, estrés, contracción, frustración y enojo. Lo mismo está pasando en tu cuerpo. Para liberarte hay que soltar esa manija. El placer y la relajación nos invitan a suavizarnos y crean un espacio para que tu cuerpo pueda liberar las emociones, el dolor físico y los bloqueos de energía. El placer hace espacio para que nos liberemos de nuestra prisión de lo que hacemos y pretendemos ser; nos invita a experimentar la vida en aceptación de lo que es. Esto nos da libertad y la libertad es placer.

Aquí y ahora

Nos perdemos en ideas, historias y creencias que no nos permiten sentir nuestro cuerpo, ni conectar con el corazón y con nuestro centro sexual. Cuando estamos en la naturaleza y observamos las nubes y los árboles, experimentamos estar presentes con ella. Cuando le buscamos significados o tratamos de entender lo que pasa, es cuando empezamos a crear una idea que no tiene nada que ver con quienes somos y en muchas ocasiones con lo que está pasando. En la historia de la humanidad, alguna vez estuvimos presentes. No pensábamos en las cosas hasta que el chispazo de la consciencia apareció. El ser es muy fácil, sólo tenemos que recordar quiénes somos en la experiencia del placer.

Espacio seguro

El espacio seguro es el equivalente a la aceptación radical de tus deseos sexuales. Un lugar en donde puedes ser tú mismo y donde la persona con la que vas a conectar está honrando tus deseos y límites.

Muchas personas se sienten inseguras con sus propios deseos, pero estar bien con su deseo les da libertad y, como ya dijimos, la libertad es la puerta al placer. Cuando aceptas tus deseos no significa que los tengas que llevar a cabo, se trata de darles la bienvenida a todos ellos en tu psique. Si compartes con tu pareja ese deseo y la primera respuesta que tienes es: "Qué asco", "Estás loco", es posible que haya vulnerabilidad y menos intimidad. No vas a querer tener sexo con esa persona o vas a fingir un orgasmo.

Creemos que nuestro deseo oscuro dice mucho acerca de quiénes somos, pero esa narrativa es incorrecta, ya que todos los humanos tienen deseos similares y es un proceso natural de la psique.

Si tienes fantasías te da miedo abrir la puerta y convertirte en un pervertido sexual o terminar en la calle sin un peso, consumiendo drogas, pero todos éstos son miedos que la cultura y la religión nos han inculcado. Si gentilmente abres la puerta a tu psique sexual te vas a sentir más cómodo en tu propia piel y te vas a volver inmune a la vergüenza y culpa. Piensa en esto: ¿Puedes quitarte la ropa y estar desnudo frente a un grupo de personas y sentir amor propio, gentileza y compasión por ti y tu cuerpo? ¿Y hacerlo sin drogas o alcohol? Honrar tus deseos es donde más vulnerable eres.

El punto dulce

El punto dulce tiene que ver con el lugar exacto entre el punto donde haces mucho o no haces lo suficiente. Es un lugar cómodo que a la vez te lleva a un ligero reto. Cuando no es suficiente sientes que no has caminado hacia adelante o que permaneces en el mismo lugar, o también es cuando caminas más allá de tu capacidad. Por ejemplo, en las prácticas de arte marcial o tai chi, la energía se mueve justamente en el punto dulce, en donde no es mucho o poco, ahí es donde reside el poder. Este punto de confort y reto puede ser solamente determinado por ti. No dejes que ningún *coach* o maestro te empuje más allá de lo que estás dispuesto a explorar sin lastimarte. Si te empujas demasiado pierdes la capacidad de sentir placer.

En nuestros retiros y cursos no está en nosotros determinar lo que es correcto para una persona, y no la empujamos más allá de sus límites o para lo que está lista. Te pedimos que encuentres ese punto y que te sientas seguro para explorar.

Aliviánate

Alivianarte es estar bien con lo que suceda. Es la habilidad para disfrutar la vida sin tomarte las cosas tan en serio. Estar ligero invita a la diversión en nuestra vida. Éste es un atributo hermoso porque nos recuerda nuestro derecho divino de gozar y obtener nuestra plenitud en un destino placentero. Cuando nos tomamos la vida muy en serio podemos quedar atrapados en mitos y creencias que nos inhiben para vivir en simplicidad y aceptar nuestros deseos, sin importar el propósito o su significado. Cuando nos alivianamos nos sentimos mejor. ¿Cómo se siente cuando entras a un cuarto que está lleno de cosas? ¿Cómo te sientes cuando entras a un cuarto con pocas cosas? En un cuarto ligero hay espacio para caminar, respirar y soñar. En el cuarto lleno no podemos ni movernos. Mi pregunta es: ¿Cómo quieres vivir la vida?

Di no al drama

El drama es un conglomerado de creencias e historias que se quedan atoradas en la mente, creando problemas donde no los hay. Cuando tu gravedad es el sexo, sale a la superficie todo lo que no quieres. Si tu gravedad es la vergüenza y la culpa, tu vida es drama. Es muy interesante ver que esta gravedad puede destruir a las personas. Ves sus caras llenas de reproches, cuerpos firmes, irritación constante… se puede decir que están apagados. Esto es lo que sucede si tu vida es constante drama.

Cuando te empieces a sentir muy bien y abierto trata de darle un significado a este bienestar. Esto puede llevarte en segundos de nuevo al significado del conflicto y al drama. Cuando te enfocas en el significado te alejas de la experiencia del fluir, se apaga el *switch* del sentir y te desconectas de lo que está pasando.

Sé vulnerable

Para experimentar niveles altos de placer necesitamos ser vulnerables. Desafortunadamente, a la mayoría de los humanos no les gusta sentirse así, y cuando lo hacen se avergüenzan o los llaman débiles. El placer es la medicina que sana, pero nos alejamos de él por miedo a ser vistos. Nos escondemos y nos ponemos máscaras para evitar vernos y que nos vean los demás. La cuestión es que el placer no permite máscaras; éstas se disuelven y para muchos ser vistos como son puede provocar mucho miedo. ¿Dónde guardas el miedo a ser vulnerable? A todos nos han lastimado y, sin embargo, continuamos en la vida. La vulnerabilidad nos permite suavizarnos porque es un estado en donde no tenemos que guardar nada.

Cuando nos liberamos podemos abrirnos y darnos permiso de ser nosotros mismos sin filtros. Cuando nos sentimos bien somos nosotros mismos y el ser es sentir y sentir es llorar, enojarnos y reír. Éste es el secreto más misterioso del placer. Entre más vulnerable seas, más placer vas a sentir; entre más placer sientas, más transformación va a suceder.

Despacito

Estamos condicionados a hacer que las cosas sucedan en poco tiempo y completando una cosa tras otra a toda velocidad. Así es como interactuamos en el mundo. Este comportamiento no nos da tiempo para disfrutar el proceso de una conexión, de tener más tiempo para el sexo y para intimar. Cuando vamos a tener sexo, regularmente reprimimos un deseo y la energía por mucho tiempo, y cuando sucede, lo hacemos con prisa y nos hace ser torpes y que dure poco. Tocamos rápido y bruscamente y besamos por todos lados de una forma torpe. Creemos que esto es normal porque es lo que vemos en las películas, en las que dicen ser las escenas de pasión. Nos dejamos llevar por la gratificación instantánea.

El placer extendido no es un momento instantáneo de gozo. Cuando movemos nuestra energía sexual todos los días ya no tenemos prisa y podemos bajar la velocidad dándole tiempo a la sensualidad. Esto permite que el sexo y los juegos energéticos sean una experiencia que combina cuerpo, mente y emociones. Despacio accedemos a capas más profundas de placer y sensualidad. El sexo rápido no nos permite disfrutar y nos deja sin satisfacción porque no le dimos el tiempo al cerebro y al cuerpo de saber lo que estaba pasando. Es por eso que en varias ocasiones no sientes mucho en el primer encuentro con alguien. Procura bajar la velocidad y practicar sexo despacio, y disfruta los estímulos más sutiles.

Estimulación

El estímulo es algo que incita a actuar y que agiliza la acción, la sensación y el pensamiento. Capturamos información externa y respondemos de acuerdo con nuestra propia percepción. El estímulo crea placer y nos permite sentirlo de una forma inmediata. El problema hoy es que necesitamos hacer mucho para poder sentir poco. La pornografía nos activa el instinto de sobrevivencia que crea más dopamina en nuestro cerebro. Si tengo mucha dopamina me acostumbro a la gratificación instantánea. Por ejemplo, cuando necesito de algo más fuerte para despertar porque el té verde ya no me hace efecto y sólo el expreso me levanta. Es lo que sucede con el uso excesivo de las redes sociales y el porno. Eso hace que necesitemos estímulos más fuertes. El sexo rápido, fuerte y duro es la norma para los hombres, y las mujeres respondemos mejor a un estímulo suave y lento. ¿Ya ves el problema del sexo? Cultiva y nutre tu cuerpo con experiencias que sean más suaves y con menos estímulos. Tu sistema nervioso va a funcionar mejor y se va a relajar. El placer se encuentra en las formas más sutiles de conectar.

Rendirte

Rendirte es aceptar tus emociones y sensaciones. Es aceptar lo que es. Cuando suelto el control, las expectativas y dejo de perseguir una meta, entonces puedo estar alineado con lo que pasa en el momento y permitir que mi cuerpo sienta. Cuando nuestra mente impide rendirnos, esto interfiere con la habilidad de sentir placer más profundo. Hay muchos miedos alrededor de rendirnos y esto puede pasar si no hay límites. Cuando estamos claros no hay nada que temer porque probablemente lo que no queramos que pase no va a suceder en la conexión.

Rendirse es especialmente difícil para los hombres porque están entrenados para tener el control y dominar. Cuando un hombre se rinde puede abrirse a la experiencia del placer de formas que no había imaginado, porque podrá sentir las sensaciones que ha estado reprimiendo con el estímulo fuerte y podrá sentir la magia del placer multiorgásmico.

Uno se rinde cuando está seguro de saber que está bien ser vulnerable. Es importante que te permitas recibir el placer que te mereces. Dale esa orden a tu mente y el cuerpo la seguirá. Si en cualquier momento surge el miedo o sientes que te cierras, respira profundo y recuerda que cuando estás en tu zona de placer lo que suceda es parte del placer de soltar, sanar o volar. Practica la aceptación radical.

CONEXIÓN CORPORAL

El cuerpo es el contenedor de nuestro mundo interno. Los pensamientos, sentimientos y energías suceden en los límites de la piel. La vida interna es muy rica, pero la gente no se toma el tiempo de descubrir ni su cuerpo ni el mundo interno; no nos damos cuenta de las reacciones, gustos o disgustos. El cuerpo nos guía y constantemente nos da información si aprendemos a escucharlo; sin embargo, lo tratamos como si no fuera una prioridad y nos desconectamos de él porque nuestro enfoque está en la mente.

Cuando hablamos de placer, y en particular de placer sexual, mucha gente se enfrenta a miedos porque no sabe cómo responderá su cuerpo ante un estímulo.

En muchas de nuestras sesiones de respiración algunos participantes se enfrentan a esos miedos porque no habían escuchado anteriormente a su cuerpo, y las sensaciones que experimentan les incomodan por ser nuevas. Estar en tu cuerpo te va a permitir sentir la magia y la conexión del fluir de la energía orgásmica.

Siente

La búsqueda de los humanos es estar lejos o cerca de las emociones y los sentimientos. En realidad, nosotros buscamos tener sentimientos, no cosas. Queremos tener cosas para sentir. Eso es lo que creemos porque nos han dicho que así es, pero no es lo correcto.

Las emociones y los sentimientos vienen de las imágenes creadas en nuestro cerebro. Nuestros pensamientos crean emociones que generan un estado del ser. Si nos sentimos mal, buscamos tener más de esa emoción y tener más de ese malestar. Por ejemplo: si no sentimos fe, esto le manda una señal a nuestro cerebro que provoca falta de esperanza, y esta emoción cambia la química y tu cuerpo responde ante ello sintiéndose mal. La buena noticia es que si nos sentimos bien, el cuerpo responde de igual forma. Tener pensamientos placenteros y fantasías sexuales crea sentimientos y sensaciones de placer, relajación y apertura. Te invito a que respires profundo y que imagines la mejor versión de ti. Respira esa sensación y ahora distribuye ese sentimiento de logro por todo tu cuerpo. ¿Cómo te sientes? ¡Estás listo para tener placer!

Conecta el corazón

Cuando nacemos, el primer órgano que se desarrolla es el corazón, el pulso de la vida. Se ha comprobado científicamente que el poder electromagnético del corazón es más alto que el del cerebro y que las emociones que experimentamos afectan el latido del corazón.

Emociones elevadas como la paz, el amor y la gratitud mantienen su latido constante, y las emociones intensas como la ira y el éxtasis lo alteran.

Se ha comprobado también que las emociones elevadas ayudan a que tu corazón funcione mejor. Algunos estudios del centro HeartMath observaron estos cambios en electrocardiogramas y concluyeron que el estado ideal para una persona es estar en cohesión. Esto significa vivir en un estado de actividad, energía y emociones elevadas que nos mantienen sanos.

A lo largo de la historia muchas culturas, incluyendo a los mayas y los aztecas, enfatizaron que el corazón es el centro de nuestro ser y la fuente de nuestra intuición, sabiduría espiritual y la conexión con lo divino. Así pues, sabemos mucho del corazón, pero nadie habla de un aspecto que es el secreto del placer extendido y el rejuvenecimiento: la importancia de la conexión entre el corazón y los genitales. En nuestra vida diaria tocamos nuestro cuerpo en diferentes partes y 99% del tiempo no estamos conscientes de nuestros genitales.

Hagamos esta conexión. Toma una respiración profunda, inhala y exhala. Ahora dirige tu atención a tu sexo y respira tres veces. Ahora lleva la mano izquierda a tu corazón y la mano derecha a tus genitales, siente la conexión entre ambos. Cuando sientas ese lazo nota cómo respondes. Respira y distribuye esa sensación de placer en todo tu cuerpo. Conecta de esta forma todos los días; entre más conectados estén, más placer tendrás.

AVIVAR EL FUEGO

En la psicología es la disposición de absorber todo el jugo de la experiencia de la vida. Es la aplicación de un grado de cambio porque es una decisión consciente de enfocarnos en el placer cuando queramos y de usarlo como una energía transformadora. Cuando reconocemos que el placer es un estado del ser y no algo que hacemos, entonces está la posibilidad de sentirlo cuando queramos. Cuando invitamos al placer, estamos iniciando el fuego; cuando lo avivamos, estamos manteniéndolo en movimiento y eso nos permite que haya un flujo de energía constante en nuestro cuerpo. Al hacer esta práctica estamos extendiendo nuestro placer y dejamos que fluyan sensaciones que nos hacen sentir muy bien. Esta consciencia inicia la energía sexual y estamos a segundos de tener un orgasmo en cualquier momento. De esto se trata avivar el fuego del placer, de ser seres multiorgásmicos.

GUARDA EL PLACER

Si vas a guardar algo, guarda el placer. El placer despierta las sensaciones y cuando lo experimentamos en sus diferentes capas puede ser una sensación muy intensa. ¿Has sentido alguna vez tanto placer que tienes que parar lo que estás haciendo? He sabido de mujeres que incluso alejan a su pareja en medio del sexo, que se enojan o se van porque no saben qué hacer con tanto placer. Esto es algo que es común porque no tenemos el entrenamiento para contener altos niveles de placer por largos periodos de tiempo. El placer tiene sensaciones similares al dolor; cuando sentimos mucho dolor, gritamos o nos tomamos una pastilla. Evitamos sensaciones intensas porque no sabemos cómo manejarlas. Entrenar nuestro placer es tan importante como manejar nuestro dolor.

Hay muchos cursos en donde la gente va a manejar su dolor, pero ¿por qué no van a donde aprendan a manejar su placer? Si sabes cómo guardar ese placer, sabrás cómo recibir más placer. Piensa que estás en el doctor y que vas a recibir una inyección. Si te resistes, aguantas la respiración y te estresas, lo más probable es que te duela; si respiras profundo, el dolor es sólo una sensación intensa y pasa. En este libro te daremos todas las herramientas para que puedas guardar tu placer.

PRACTICA

Reparación del punto de placer

Hay un margen cercano entre los receptores del placer y los receptores del dolor en nuestro cuerpo. Para mí, Karina, esta reparación fue una terapia que apliqué en mi vida diaria, ya que por unos meses sufrí de mucho dolor físico y el activar los puntos de placer fue mi medicina. Esta sensación placentera activa los neurotransmisores del cerebro que ayudan a disolver el dolor y a que uno se sienta mejor. Esto sucede porque el placer inhibe los receptores del dolor. Si estás enfermo o tienes dolor, no hay excusa para no sentir placer. Mejor usa el placer para disolver el dolor.

Acuéstate en una postura cómoda. Toma tres respiraciones profundas. Observa si sientes dolor. Ahora respira y comienza estimulando un punto de placer. Pueden ser tus pechos, la entrepierna o algún punto energético. Cuando sientas placer, respira cinco veces expandiendo el bienestar. Manda una señal a tu cerebro llenándolo de placer. Toma otra respiración y ahora imagina que el dolor se absorbe en una esfera y sale de tu cuerpo viajando hacia el cielo y mándala al hoyo negro que destruye todo lo que no necesitas. Respira profundo y siente el alivio. Abre los ojos.

Consciencia sensorial

Necesitas una fruta, de preferencia una uva, frambuesa o mora azul. Puedes hacer esta práctica solo, con tu pareja o con amigos. Es muy sexy y divertida.

Siéntate en una postura cómoda y cierra los ojos. Toma cinco respiraciones profundas y siente cómo está tu cuerpo, emociones y mente. Siente las sensaciones. Ahora percibe el espacio a tu alrededor. Nota la fibra de tu ropa en tu cuerpo. Respira profundo. Abre los ojos y ve la fruta, nota su color y la textura. ¿Qué sientes al verla? Toma la fruta y percibe cómo se siente cuando la tocas, nota la temperatura, la textura. Lleva la fruta a tu nariz, huele y nota qué sensación se despierta en tu cuerpo y si ya estás salivando. Ahora empieza a tocar la fruta con tu lengua, ¿cómo se siente? ¿Dónde percibes el placer de tocarla? Lleva la fruta a la boca y juega con ella, muérdela y siente cómo el jugo empieza a distribuirse en tu boca y cómo baja por tu estómago. ¿Qué sabor y sensaciones sientes con este elixir? Cierra los ojos nuevamente y quédate observando las sensaciones placenteras por unos momentos. Abre los ojos.

SEGUNDA PARTE

MAGIA

SECRETOS DEL HOMBRE

Este capítulo está dedicado a los hombres y a las mujeres que quieren conocer mejor a los hombres. Déjenme contarles mi historia como Lawrence. Una de mis exploraciones más emocionantes acerca de los patrones del hombre en el sexo y las vaginas fue en los años ochenta cuando trabajaba en *Playboy* con Hug Hefner. Durante 15 años fui director de las películas y estudios de fotos de las *playmates* más codiciadas de la industria. En ese tiempo probablemente vi a más de 20 000 de las mujeres más hermosas de Los Ángeles desnudas frente a mi escritorio para hacer el casting. Un porcentaje de estas mujeres trató de usar su sexualidad para obtener el trabajo. En ese entonces yo decidí poner un límite que fue que si una mujer me seducía era porque yo le gustaba, no porque podía darle el trabajo. Así que mi respuesta a estas ofertas siempre era un no. Esto pasaba todo el tiempo, incluso una de las más bellas llegó un día a las 10 de la noche a dejarme sus fotos a mi departamento y me preguntó si quería que subiera a dármelas. Mi respuesta fue que no, que las dejara en el correo. Esto no quiere decir que sea un hombre puro, pero creo que establecer límites y tener una visión más amplia de las decisiones que tomamos te da más poder personal.

Cuando comencé a enseñar sexo tántrico lo hice bajo este principio, que ninguno de los otros hombres en este círculo tenía. Ellos sólo trataban de seducir a las mujeres con sus "carismas tántricos" pensando que eran lo máximo. Esto no tiene nada de extraordinario. Los hombres tienen que aceptar que no son nada si no pueden conocer a una mujer en territorio neutral. De lo contrario no eres nadie, sólo un hombre que se cree su propia mierda. Ésa es la verdad.

Si no podemos conocer a una mujer con nuestros propios méritos, sin que ella sepa nuestro currículo, entonces no tenemos las herramientas para conocerla. Lo difícil es conectar con alguien como ser humano.

Cuando eres un maestro de tantra o sexualidad nunca te confrontas con el rechazo, porque a las mujeres que van a aprender de este tema les da miedo no ser iluminadas sexualmente. Esto quiere decir que el mito que los maestros de tantra usan es que si te acuestas con ellos, te van a iluminar. Algunas mujeres se enamoran de esa falsa promesa y la claridad se nubla, lo que no les permite ver lo que está mal.

Para un maestro de tantra o "maestro espiritual", pararse enfrente de un grupo y elegir con quién quiere tener sexo es lo más fácil. Avergonzar o culpar a las mujeres que no quieren tener sexo con ellos es común. Tengan en mente que los hombres que manipulan así son el equivalente a los que dicen ser expertos pescadores cuando en realidad usan las redes.

En Yorgasmic tenemos la responsabilidad como hombres, y más como maestros, de tener una visión más grande acerca de la evolución humana que tener nuestro pene mojado y acariciar nuestro ego.

En este capítulo te voy a compartir los más grandes secretos de un máster de tantra para que como hombre puedas sentir a la mujer energéticamente y que no dependas sólo de tu pene. Si entendemos que la capacidad de placer en la mujer es continua, y la capacidad de placer del hombre es condicional, podemos estar abiertos a expandir nuestro placer y convertirnos en hombres multiorgásmicos.

Si la energía está ahí, entonces dos humanos pueden fluir infinitamente.

LAS CUATRO CLAVES PARA DURAR MÁS EN EL SEXO...

Veamos las cuatro claves para que el hombre se convierta en el mejor amante que pueda ser:

Dura más en la cama... de formas distintas

Para muchos hombres el problema es llegar al orgasmo muy rápido o perder la erección. Cuando tenemos más duración en la cama, podemos tener una experiencia diferente y le damos a nuestro cuerpo tiempo de sentir nuevas sensaciones que son placenteras. Éstas son tres claves para durar más en el sexo:

1) Del enfoque a la consciencia global. Usualmente tenemos la tendencia a enfocarnos en este punto pequeño, ya sabes cuál es, el que te hace perder la mente. Cuando cambiamos el enfoque de este punto de placer y le damos atención a una sensación global, entonces podemos distribuir todas las sensaciones, vibraciones y energía por todo el cuerpo. Esto disipa la energía y puedes durar más tiempo.

   Cierra los ojos y toma una respiración profunda. Enfoca tu atención en las sensaciones desde los pies a la cabeza. Ahora distribuye la energía por todo el cuerpo. Respira y abre los ojos.

2) Respiración. Cuando estés en ese momento de casi llegar al orgasmo y sientas la intensidad y la energía intensificarse, lo que tienes que hacer es respirar por la nariz profundamente. Toma otra respiración y lleva la inhalación y exhalación al resto del cuerpo. Continúa hasta que esté distribuida en él.

3) Cambia tu atención del cerebro. Para durar más en la cama necesitas cambiar tu cerebro. Cambia tu enfoque de esa parte del cerebro que piensa en eyacular o venirse a otro lado. Puedes hacerlo sólo dando la orden: "No importa lo que pase hoy, no voy a eyacular". Cuando el orgasmo físico ya no está en la mesa, entonces no tienes prisa de llegar a ningún lado. Cuando duramos poco en el sexo, es porque nos enfocamos en la meta del orgasmo, si eso no pasa, entonces puedes jugar más tiempo y de diferentes formas. Acuérdate de cuando no tenías sexo y sólo fajabas, era placentero, ¿cierto? Desconecta esa conversación de que tu meta sea el orgasmo y conecta con el descubrimiento activo y ve qué pasa.

¡Pene suave, buen sexo!

Es normal sentir estrés acerca del sexo. Como hombre yo sé que esto puede suceder y que cuesta mantener una erección especialmente si es con una nueva pareja, por eso es muy importante comunicar lo que está pasando, pues la comunicación libera el estrés. Muchos hombres tienen ansiedad acerca del sexo desde jóvenes, y deben entender que mantener la erección no es a causa de otras personas, sino por las propias ansiedades.

Los hombres se erotizan con la pornografía y los movimientos sensoriales motores. Sólo saben relacionarse con el sexo de esta forma, por eso les cuesta formar vínculos con un ser humano. Si tienes el problema de mantener o de llegar a una erección es importante entender que comunicarte y tener una conversación de sexo seguro es natural y que va a prevenir que sucedan cosas incómodas en la cama. Los hombres somos mamíferos con voz para comunicar nuestras necesidades.

Cuando tienes un pene suave puedes satisfacer a tu pareja con un dildo, los dedos o la boca. Un aspecto hermoso del pene suave es que es el equivalente a una vagina. Eso significa que puedes sentir tu energía sexual más distribuida en tu cuerpo. Si piensas en esto como un movimiento de energía, tu pene suave te da acceso a fluir de una forma más sutil, amplia y receptiva.

La información que tenemos es que el sexo se hace con un pene erecto y que un pene flácido no tiene uso. Ahora ya sabes que esto es incorrecto. Podemos disfrutar del sexo con un pene suave y las mujeres aprecian las energías más suaves que tocan su vagina. Es una forma de estar más conectado energéticamente con tu pareja y puede ser una experiencia muy positiva.

Préndete sin contacto genital

El tacto genital es la fuente del placer en la mitología del sexo, y es cierto que podemos usarlo para nuestro placer. Pero ahora ya sabemos que el placer puede experimentarse en todo nuestro vehículo físico. Puedes experimentar el placer expandido al localizar esta energía orgásmica en tus dedos, pies y tener acceso a la energía universal que existe en todos lados. Cuando quitamos el enfoque de los genitales, estamos abriendo una puerta por la cual fluye la energía. Esto puede sonar a ciencia ficción, pero es una realidad, y una vez que tu cuerpo vibre en el orgasmo, también tendrás los ojos abiertos para ver el poder del placer expandido.

Eyacular o no eyacular... ésa es la pregunta

En las prácticas taoístas se supone que los hombres no deben eyacular. Para mí esto es absurdo. Para probar mi punto me pasé un mes eyaculando todos los días. Lo que sucedió fue que la primera semana estaba un poco cansado, pero después del día ocho algo ocurrió: pasé a otro nivel y entré al *flow* y a un poder espiritual y energético. La idea es que la eyaculación se convierta en una opción y no en la norma. El balance entre eyacular y no eyacular es importante para mantener tu energía en óptimas condiciones. Digamos que en lugar de eyacular tres veces por semana, lo hagas dos. Los secretos que descubrirás a continuación te darán la posibilidad de controlar tu eyaculación:

1. Relajación
Puede sonar algo aburrido y obvio, pero la relajación es tu primer paso para tener el control de tu eyaculación. He estudiado cientos de métodos y técnicas para controlar la eyaculación y el mejor de todos es relajarte desde tu centro. Esto incluye relajación mental. Probablemente notes que cuando estás a punto de eyacular tu cuerpo se tensa de forma natural y tus músculos se contraen. Esta contracción es una respuesta automática. Esta

tensión causa la eyaculación, ya que la energía se acumula y sin herramientas de movimiento energético no puedes contenerla y la explosión sucede. De ahí que relajar los músculos cuando llegues a un intenso nivel de excitación antes del orgasmo sea el primer paso. Cuando te relajas dejando ir la tensión muscular y permitiendo que la energía sexual se distribuya en todo el cuerpo, puedes llegar a varias cúspides fácilmente.

Cuando remplaces la urgencia mental y física de eyacular y permitas que las sensaciones del placer sexual te llenen, esto atrasará la eyaculación y lo harás las veces que quieras. Si tú eres como yo, seguramente has notado que tienes pensamientos constantes durante el sexo. Por ejemplo, para mí es una pregunta simple: "¿Debería eyacular ahora?". Sí, este comando es simple y puede afectar tu reacción si tratas de alterar tus pensamientos. Siempre me río cuando escucho esa voz fuerte en mi cabeza, que incluso grita para que eyacule. Es por eso que imagino volúmenes altos de control, y cuando esa voz aparece le bajo el volumen hasta que la dejo de escuchar.

Si eres un eyaculador precoz puede que tome tiempo cambiar tus hábitos; sé paciente y practica. Puedes empezar por darle a tu mente esta instrucción ahora. Si tienes control de tu eyaculación vas a experimentar mejores orgasmos y mejor sexo con tus parejas.

2. Respiración

La respiración profunda es extremadamente importante si quieres controlar los niveles de tu excitación y retener la eyaculación, incluso hay algunas escuelas de pensamiento que hablan acerca de respirar para retrasar la eyaculación. Practica las siguientes respiraciones:

a) Respira profundo y retén el aire por varios segundos hasta que la necesidad de eyacular se calme. Puedes imaginar las sensaciones distribuyéndose en el cuerpo, de la punta de tu pene a la punta de tu nariz y hacia la punta de tus pies.

b) Respira rápido y corto como si estuvieras dándole un sorbo a un vaso de agua. Ten cuidado de no hiperventilarte.

c) Haz una respiración lenta y controlada que es circular y en la cual te tomas el mismo tiempo inhalando y exhalando, como si pedalearas lentamente una bicicleta. Este tipo de respiración estimula la respuesta de tu cuerpo y puede lograr que tu pareja se sienta más conectada contigo.

Experimenta con estas prácticas y descubre el método que mejor te funcione. Personalmente uso todos de acuerdo con mi intención y a la hora de practicar el comando orgásmico del cual hablaremos más adelante.

3. Más fuerza a tus músculos sexuales

La fuerza sexual tiene que ver muy poco con cuántas repeticiones puedes hacer en el gimnasio, aunque claro que estar en forma te beneficia y ayuda al potencial de tu función sexual.

El músculo sexual del que hablo se llama pubocoxígeo, y tiene la forma de una hamaca. A este músculo le llamamos el PC o la bomba sacra. Mantener el PC fuerte es la llave del control de la eyaculación y es esencial para tener múltiples orgasmos. El orgasmo comienza en la próstata, y cuando aplicamos presión en este lugar a la vez que apretamos el músculo PC, se logra el truco para detenerlo.

Cuando puedas hacer esto no sólo vas a tener más orgasmos, sino que va a impedir que tu próstata se inflame o se haga dura, y esto es importante para prevenir problemas de salud en un futuro.

El músculo PC es como una válvula que rodea tus genitales y que puede estar en contracción, cerrado o abierto si tú lo decides. Es responsable de las contracciones rítmicas que experimentas en el ano y la pelvis cuando tienes un orgasmo.

En los hombres se localiza atrás de los testículos cerca del perineo y frente al ano. Para que puedas localizarlo, trata de parar la orina. Vas a sentirlo porque es el músculos que usas para tratar de aguantar las ganas de ir al baño.

a) Encuéntralo. Usa dos dedos y colócalos atrás de los testículos. Ahora imagina que estás haciendo del baño y que paras a la mitad. La acción de parar te va a dar una sensación en donde tienes los dedos. Si lo sientes, has encontrado tu músculo PC.

b) Contrae los músculos en series de 10 repeticiones, sosteniendo de dos a cuatro segundos por repetición antes de relajar. Procura hacer dos series de tres a cuatro veces por semana.

4. Aprieta más

Una vez que has practicado las contracciones, seguramente ya tendrás músculos más fuertes. Ahora hay que intensificar este ejercicio. Practica el mismo ejercicio, pero ahora vas a sostener por 10 segundos y a soltar poco a poco. Esto va a requerir más fuerza y control para hacerlo apropiadamente.

Es importante que entiendas que si tu músculo PC es fuerte, vas a tener orgasmos poderosos, control de eyaculación y mejor sexo para ti y tu pareja.

Si practicas, te garantizamos que al mes vas a durar más en el sexo y que tus orgasmos serán más intensos.

5. Juega contigo primero

La masturbación frecuente es una de las claves para tener mejor sexo. Ésta es la forma más fácil para conectar con la parte sexualmente sensible de ti. Los taoístas ven este ejercicio como una herramienta para aprender a controlar la eyaculación a la vez que circulan la energía de vida en su cuerpo. Si lo haces con porno, tienes que entender que esto estimula tu libido, aunque no te sientas sexual, y que es importante usarla con moderación. Si compartes tus gustos acerca de la pornografía, mejora la comunicación y la honestidad sexual con tu pareja.

La masturbación avanzada consiste en estimulaciones a través de tus propias sensaciones y expandir el enfoque a todo el cuerpo. Si usas porno esto te da un estado intenso de excitación. Ten en cuenta que ya que estés ahí es importante cambiar el enfoque a tu cuerpo o al de tu pareja.

Jugar con nosotros mismos es una forma de conocernos, entender cómo somos sexualmente y cuál es nuestro nivel de energía. Si me masturbo seguido puedo elegir no eyacular y distribuir las sensaciones a todo mi cuerpo. Sabemos de hombres que se han masturbado por una hora sin eyacular: esto nos dice que hay mucho poder en la inyaculación.

6. Coloca tus manos juntas y haz sonidos

El sonido y el movimiento son una parte esencial para controlar el orgasmo. A mí me gusta sacudir ligeramente mi cuerpo y hacer un sonido. Esto ayuda a que la energía se disperse del enfoque en el pene. Cuando estés cerca de eyacular, piensa que estás jugando en el agua y observa cómo la mueves y salpicas en relajación.

Te sugiero que te comuniques con tu pareja para que sepa que estás explorando esto. Por lo regular le comento a mis parejas que cuando estoy experimentando placer intenso me muevo y vibro. Aprecian la comunicación e incluso disfrutan cuando lo hago.

Permite que tu cuerpo, espina dorsal y cabeza se muevan con libertad. Esto ayudará a dispersar la sensación en el cuerpo y va a permitir que te sientas vivo y despierto. Es una de las sensaciones que más me gustan en el mundo y por lo cual permanezco viéndome joven y en forma.

Las siguientes técnicas te ayudarán a prevenir la eyaculación al actuar en partes del cuerpo que son responsables del control del flujo del semen durante el orgasmo:

1) Detente. Sé consciente de tu nivel de excitación. Necesitas llegar casi a la eyaculación y dejar de estimularte en ese instante o hacer uno o dos movimientos llevándote a tu límite. Si estás en pareja lo vas a notar cuando sientas que viene en camino la eyaculación.

   Puede sonar obvio, pero ésta es la técnica maestra. Muchos hombres necesitan parar de 10 a 30 segundos antes de eyacular. Si te conviertes en máster de esta técnica puedes tener sexo por horas.

2) Aprieta la bomba sacra. Cuando estés a punto de eyacular, contráelo y respira profundo. Puedes acompañar este movimiento con un sonido.

3) Presiona la próstata. Ésta es una técnica ancestral del tao. Necesitas localizar el área en tu perineo que se conecta con la próstata. Este punto se siente hundido en tu piel casi frente al ano. Cuando te sientas excitado, presiona firmemente con tres dedos hasta que el deseo de eyacular pase. Puedes practicar durante el sexo sin la necesidad de retirarte.

4) Jala tus testículos. Cuando estés a punto de eyacular, jala los testículos hacia la parte baja del cuerpo para ayudar a sacar fuera el semen del pene. Si los jalas lejos del cuerpo puede ayudarte a retrasar la eyaculación. Lo logras tomando el escroto con tu pulgar e índice. Si estás con tu pareja puedes pedirle que gentilmente, pero con firmeza, los jale hacia abajo. Esta técnica es el freno de emergencia.

5) Contrae el pene. Contraer el pene es una técnica aprobada para retrasar la eyaculación y que es recomendada por doctores y sexólogos para aquellos que sufren del problema de eyaculación precoz. Es efectiva y simple para cualquiera que quiera ser mejor amante. Cuando sientas la urgencia de eyacular usa tu pulgar y tus dedos índice y medio para apretar la base o la parte media del pene. Hay mucho que descubrir en esta práctica, porque hay partes del pene que funcionan mejor que otras. La contracción debe de durar entre 10 y 30 segundos.

Todas estas técnicas pueden ser usadas en tu propia práctica de autoplacer o en pareja. Es importante comunicarle a tu pareja que si no eyaculas es porque estás practicando estas técnicas y que no es algo personal. Menciono esto porque cuando un hombre no eyacula creemos que está pasando algo malo o que

estamos haciendo algo que no está bien. Estas prácticas van a cambiar tu vida sexual, ya que tendrás la experiencia y sabrás que la eyaculación no es el equivalente a satisfacción plena. La comunicación es la llave de la maestría.

estamos haciendo algo que no está bien. Estas prácticas van a cambiar tu vida sexual, ya que tendrás la experiencia y sabrás que la eyaculación no es el equivalente a satisfacción plena. La comunicación es la llave de la maestría.

AUTOPLACER

En mi caso, como Karina, crecer como una mujer católica me hizo pensar que la masturbación era algo malo y que debería avergonzarme por querer descubrir esa parte de mí. Esta narrativa no me permitió practicarla sin culpa sino hasta mis veintes. Cuando abrí esa puerta, mi vida cambió porque mi amor propio empezó a florecer. Nuestra vulva es la vasija y el contenedor de nuestra energía sexual. Desde este lugar la magia, el amor y el fluir surgen. Si no amamos a nuestra vulva, no nos amamos a nosotras mismas.

Es por eso que las mujeres tienen tantos problemas relacionados con la autoestima, la imagen corporal y el pensamiento constante de que algo está mal con ellas. Nuestro amor propio empieza con nuestro amor por nuestra vulva. Nuestro placer surge de ella. El autoplacer es la herramienta más importante para desarrollar nuestra relación personal con nosotros mismos y en particular con nuestros genitales. Los hombres generalmente no tienen problema en masturbarse o tocarse el pene, pero la mujer ha sufrido de estas consecuencias en formas extremas.

La masturbación y el autotacto equivalen a vergüenza. La narrativa religiosa nos dice que es malo y una abominación. A la fecha todavía hay mujeres que no practican la masturbación por estas creencias incorrectas. Y si lo llegan a hacer es por debajo de las sábanas y sólo tocan el clítoris de una forma rápida para salir de ello. Incluso algunas mujeres dicen sentir a Dios o la presencia de sus papás viéndolas en el cuarto y juzgando su acto. Esto puede sonar a una exageración, pero es un hecho. A mí me pasó alguna vez.

Así es como la información incorrecta inhibe la capacidad de la mujer para conocerse, amarse y encontrar sus formas de placer. Hay una tremenda falta de información sobre quiénes somos como mujeres sexuales, y eso nos da el entendimiento de la sexualidad de niñas de 14 años.

Necesitamos descubrir cómo funciona el centro del placer y para poder experimentarlo requerimos entender nuestro cuerpo, lo que se siente bien y comunicar nuestros deseos. Desafortunadamente, el entrenamiento de las mujeres viene de los hombres.

Hace poco estaba viendo una película en donde un hombre le está enseñando a su amiga cómo tocarse el clítoris. La instrucción fue: "Tócalo como si fueras un DJ, hacia adelante y hacia atrás, como tornamesa". Así como en la película, esta mujer aprendió de su amigo algo incorrecto y que nos sucede en la vida real. Nos hemos acostumbrado a las maneras del hombre que vienen de lo que ven en la pornografía. Ése es el gran problema. Las mujeres conocen el placer a través de los ojos del hombre y para los hombres, pero necesitan cambiar su atención a su propio placer. Los hombres no tienen ni idea de qué es el placer para la mujer. Esta falta de entrenamiento nos hace pensar que lo que el hombre ha impuesto que es buen sexo o masturbación es la norma. Como nosotras creemos que eso es el orgasmo o el placer, comenzamos a evadirlo porque no nos hace sentido, lo cual es lógico porque el placer es distinto para el hombre y la mujer.

Algunas de nuestras clientas me han confesado que nunca han tenido un orgasmo. Lo primero que les pregunto es si se masturban. La mayoría responde con una negativa, que porque tienen maridos o novios y que no es necesario. Ésta es la primera pieza de información que es incorrecta. El autoplacer y la masturbación es una práctica individual saludable que se necesita en la vida, no es el sustituto de una pareja. La mujer que quiere tener mejor sexo necesita conocer su cuerpo y dejar de tolerar el mal sexo.

Si no conoces tu cuerpo, entonces sigues pensando que el placer es algo que experimentas a través de los ojos del hombre. Los hombres quieren sexo y te aseguro que serían mejores amantes si las mujeres dejáramos de tolerar su mal entrenamiento.

Para que una mujer sienta placer, ella tiene que enfocarse en él sin vergüenza, y debe de estar dispuesta a comunicar lo que quiere y dejar de fingir orgasmos.

Cuando entendemos que no hay mal sexo si podemos tener buen sexo con nosotras mismas, es posible usar el autoplacer como una herramienta. Para que una mujer tenga muy buen sexo necesita conocer su cuerpo, entender su vulva, vagina y clítoris. Necesita aceptar sus deseos más oscuros y la única forma de lograrlo es con la práctica. Si no practicas contigo misma, ¿cómo vas a aprender? Si tus estándares para conectar con otros son muy altos, ¿cómo vas a practicar?

El mito es que el placer es algo que nos da otra persona. Esto deja nuestra libertad y poder personal en las manos de los demás, lo cual nos hace sentir vulnerables ante hombres abusivos que dicen darte placer. Les das el poder y creas una relación codependiente. Cuando entiendes que el placer es accesible para ti donde quiera que estés, eres libre.

El autoplacer es una optimización de la masturbación. En la masturbación enfocamos nuestra atención en el pene, clítoris y vulva. Es algo que hacemos para llegar al orgasmo de una forma rápida y localizada sin involucrar al resto del cuerpo. Es una celebración que nos da placer extendido a través de la estimulación del cuerpo entero. Además te permite descubrir lo que te gusta y disgusta, y explorar lo que te prende. Es una práctica de amor, cuidado y liberación personal. Es lo que haces para maximizar tu experiencia de placer, poder personal y estar activa en tu camino espiritual. En el autoplacer la mujer cultiva su propia energía y aprende a expandirla en placer. Éste se convierte en un ritual y su relación primaria es con la sexualidad y energía orgásmica.

Si viviéramos en un mundo de mujeres libres y poderosas, podríamos llenar nuestra propia copa sexual con nuestra energía, con un pene o con un dildo. Cuando estamos en nuestro poder, podemos liberar la mente. Por ejemplo, si quiero tener sexo y mi pareja no quiere, podría separar mi deseo de mi pareja, ir a mi propio espacio y mover mi energía dándome autoplacer. No importa si mi pareja participa o no. Esto es empoderamiento sexual y por lo que amamos tanto el autoplacer.

Esta práctica es la herramienta más poderosa y que te dará la maestría. Antes de que empieces las prácticas, es importante que estés consciente de qué situaciones, cosas o acciones no te dan placer. Al ser consciente de ellas, puedes crear un cambio y eventualmente eliminarlas de tu psique. Sé gentil contigo misma y recuerda que sólo es mala programación.

ANTES DE EMPEZAR

No te culpes

El primer error que cometemos cuando algo va mal en el sexo es pensar que hay algo malo con nosotras. Muchas mujeres piensan que tienen un problema cuando su pareja no tiene un orgasmo, pero esto puede suceder por tres razones:

1) Porque tu pareja no está compartiendo contigo sus deseos más íntimos y tiene miedo de que si lo hace no lo vayas a aceptar.

2) Hay un momento sensorial, que puede ser un aroma o una palabra, que lo llevó a una memoria asociativa y pierde presencia y en ocasiones la erección.

3) Falta de dopamina. Esta hormona es la que crea el deseo de los primeros días, semanas y meses en la relación. La dopamina estimula en el cerebro los mismos centros que algunas drogas como la cocaína, pero genéticamente es imposible que este *high* dure, ya que no se puede producir dopamina después de tres años de relación, y es por eso que se desgasta. La dopamina trabaja en activar la necesidad de tener algo o a alguien.

Muchos hombres dicen que su pareja era muy sexual al principio, y que ahora no están ni prendidas ni lubricadas. Muchas mujeres no pueden ver que el sexo no era tan bueno como creían hasta que la dopamina se desgasta y entonces ya no quieren tenerlo. El problema es que cuando esto pasa, estás casado o comprometido. Por eso las parejas empiezan a tener hijos o a explorar nuevas cosas.

El futuro del sexo es entender y lidiar con este cambio como algo normal y natural que sucede y dejar de culparte a ti misma o a tu pareja.

Muchas personas terminan relaciones hermosas porque ya no tienen dopamina y creen que hay algo malo en su relación. Sólo hay que aceptar que están entrando a otra etapa que es hermosa porque pueden ir más profundo. En esta nueva etapa se activa la oxitocina, que es la hormona de la conexión, la intimidad y la vulnerabilidad. Hay que aceptar y abrazar esta etapa y tener prácticas maravillosas para crear una conexión placentera con tu pareja en diferentes formas que alcancen más placer expandido y mayores niveles de intimidad que el sexo en la etapa de dopamina. En esta etapa usamos el sexo como una experiencia transformadora.

Trabaja en tu inseguridad corporal

La imagen corporal y la inseguridad inhiben el autoplacer. Estamos tan preocupados por cómo nos vemos y cómo nos ve nuestra pareja que nos desconectamos de nuestra habilidad de sentir. Ésta es una creencia fuerte que tiene que ver con la programación social. Cuando las mujeres tienen sexo, casi no compran cosas. Piénsalo. Si estás segura de tu propio cuerpo, no necesitas comprar cosas. Las mujeres son el mercado más fuerte del planeta. El *marketing* necesita hacer sentir insegura a la mujer acerca de todo, de su cuerpo, aliento, ojos, olor, cabello, el tamaño de sus pechos, etc. Para todos los lugares donde las mujeres tienen problemas hay un mercado infinito que vende cosas que ni siquiera necesitan. Pensamos que lo necesitamos porque sentimos que hay algo malo en nosotras y que debemos arreglarlo.

En algunas ocasiones tengo comentarios en mi Instagram que dicen que ya no me veo tan joven. Yo sólo me río, porque es natural que se me note más la edad. Mi cuerpo físico está en sus cuarenta y no tengo necesidad ni de comprar tanto ni de darme una arregladita. Hay mucha vergüenza acerca de la edad y es un mercado en donde las mujeres invierten mucho dinero, ya sea en cirugías o botox, que son cosas que incluso lastiman su cuerpo. La idea de que las mujeres se sientan inseguras con su cuerpo es una narrativa de la publicidad y no tiene nada que ver con la edad, porque puedes ver a niñas de 10 años que ya tienen problemas de imagen corporal.

La inseguridad deja que tu mente sea controlada y esto controla también quién entra a tu vagina. Lo curioso es que sentirse así está socialmente aceptado y hacer cosas que nos dañen también. Hay una narrativa profunda que nos hace sentirnos avergonzadas con nuestra edad o la forma de nuestro cuerpo, porque no concuerdan con los estándares de belleza que la sociedad y la moda han impuesto. Es tiempo de abrazar quiénes somos y aceptar nuestras distintas etapas de la vida. Si no tomamos acción hoy, seguiremos pensando que algo está mal con nosotras.

A las mujeres nos han lavado el cerebro acerca del sexo, el placer y nuestro cuerpo. Esto ha creado que sea sumamente difícil vivir en libertad sexual y aceptación de nuestros deseos. La mente constantemente interfiere; la culpa y la vergüenza siempre están ahí. Todo esto es una estructura mental impuesta por la cultura y que está llena de conflicto.

Las mujeres han aprendido a proteger a toda costa su vagina. El mito es que el hombre y el pene son el centro del universo; pero las vaginas son el centro del poder. Hemos sido atacadas por cientos de años y es tiempo de aceptar nuestro poder y usarlo para tener más placer y gozo en nuestras vidas.

Ama a tu puta

Las mujeres son atraídas por chicos malos que las tratan como putas, porque les encanta expresar esta parte tan íntima de su ser. El problema es que cuando lo hacen, terminan sintiéndose mal y avergonzadas. La capacidad de placer para la mujer es infinita, y posee mucha energía sexual que la mayoría del tiempo no tiene idea de dónde poner. Estamos reprimiendo nuestra habilidad de tener placer y de usar el sexo para mover nuestra energía.

Cuando usamos el sexo sólo porque queremos placer y para nuestro propio beneficio, nos llaman putas o golfas. Ser puta tiene una muy mala reputación, pero nuestra energía sexual necesita moverse, ya que es la fuerza creadora que al reprimirse nos enferma y apaga, porque la sociedad nos ha dicho que tenemos que ser chicas buenas, que es un sinónimo de no tener activa nuestra fuerza de vida y energía sexual. Esta energía es la que nos da poder y el poder no nos permite someternos a lo que nos dictan. Pero ser una chica buena es una idea inculcada por la religión y el patriarcado. Las chicas buenas no tienen sexo a menos que sea para procrear, no se tocan porque el placer es para dárselo a su hombre, no dicen lo que piensan porque son sumisas ante lo masculino y su función es ser buenas madres y esposas. ¿Realmente quieres ser una chica buena?

Aunque la puta esté del otro lado del espectro, yo noté que cuando la acepté en mi vida, ésta se tornó más divertida y me sentí más en mi poder. Amar a mi puta es aceptar mis deseos más oscuros, seguir el camino del placer y pedir lo que quiero.

Pero esto es muy malo para las religiones y horrible para los hombres, porque a una puta no la puedes controlar.

La definición nos dice que una puta es una mujer que cobra por ofrecer sexo y que está entrenada para darle placer al hombre, y esto es correcto. Las mujeres por siglos se han comprometido en matrimonios, han subido su estatus social, han obtenido viajes, casas, dinero, hijos y amor a cambio de sexo. Si aceptamos este hecho, podemos decir que todas tenemos un poco de putas. Si queremos que los hombres acepten que usan a las mujeres para el sexo, necesitamos aceptar que nosotras usamos a los hombres para tener cosas. Éste ha sido el intercambio natural por siglos. Si no aceptamos esta realidad, la energía de nuestra puta se reprime en nuestro sistema y cuando tenemos un destello de ella, está furiosa e irritada.

Hace poco fui a comer con un amigo y me preguntó que cuál era mi estatus de relación. Mi respuesta fue: "Puteando". Él sólo se rio y me contestó: "Los hombres deben de estar muy felices". Para mí fue interesante su respuesta, porque de nuevo el hombre cree que es el centro del universo para la mujer, y a lo que yo me refería era que estoy en una etapa de libertad, de poder personal en donde cada día acepto más mis deseos y estoy feliz de ser yo misma, sentir esto es un superpoder. Por eso estoy orgullosa de abrazar y aceptar a mi parte de puta y quiero que tú también lo estés.

PRACTICA

Ritual del centro del placer

Hay una falta de entendimiento de nuestro cuerpo, especialmente del centro del placer. Hemos tenido retiros en donde las mujeres creen que la orina sale del clítoris; no conocen su anatomía. La mejor forma de aprender acerca de ti es a través del descubrimiento personal. Éste es un ritual hermoso para explorar los genitales:

Comienza dándote un baño caliente. Toma unos momentos para relajarte antes de comenzar el ritual. Busca un lugar cómodo y lindo en donde te puedas sentar desnuda. Toma un espejo y comienza a observar tu sexo. Descubre tu vagina, tu vulva, tus labios internos y externos, el clítoris, la capucha, la apertura de la vagina, el perineo y el ano. Observa sin juzgar y como detective, con la curiosidad de conocerte y admirarte a ti misma.

Explora tu sexo por cinco minutos. Cierra los ojos y toma tres respiraciones profundas. ¿Disfrutaste ver tus genitales? ¿Qué pensamientos o emociones surgieron? ¿Sentiste vergüenza o te sentiste cómoda? ¿Te sentiste excitada? Respira y suelta todas esas emociones y pensamientos.

Coloca la mano derecha en el corazón y la mano izquierda en tu sexo. Inhala profundo y exhala con un sonido. Repite tres veces. Abre los ojos y continúa con tu día.

Si tienes ganas puedes continuar con alguna de las siguientes prácticas. Te sugerimos hacer este ritual hasta que entiendas y te sientas cómoda con tus genitales. Si amas tu vulva, entonces dale una visita de vez en cuando. Admírala y celebra su poder.

Ritual de autoamor

El autoplacer es encontrar diferentes formas de darte amor y cuidado. Este ritual va más allá de los genitales o la excitación. Es un momento en tu día para celebrar quién eres y darte la atención y cuidado que tanto mereces. Muchas veces se trata de honrar un momento de relajación y terminar con un baño de tina. Otras veces es darte tiempo para tomar un masaje o hacerte una manicure después del trabajo o invertir tu tiempo en un retiro o curso. Puedes hacer una cita contigo en donde te prepares una cena romántica, o incluso hagas un viaje en soledad, tu propia luna de miel. Sé creativa en construir los rituales en tu vida diaria para nutrir todos tus sentidos.

Ritual de la aceptación

Este ritual es acerca de la aceptación de cómo ves y te sientes en tu cuerpo. Esta práctica puede confrontarte porque permite que te hagas consciente de cómo te relacionas con tu cuerpo. Te invito a que simplemente notes cómo te sientes y que permitas que las emociones se muevan. Si lloras, gritas o te ríes, es completamente natural. Sé tú y observa sin juzgar.

Colócate de pie frente a un espejo. Cierra los ojos y toma tres respiraciones profundas. Inhala profundo y exhala completamente dejando ir todas las críticas que tienes sobre tu cuerpo. Abre los ojos y observa tu cuerpo. ¿Qué es lo que ves? ¿Cómo te sientes al observarlo? Nota tu forma, el tono de tu piel y su textura.

Ahora observa la parte de tu cuerpo que normalmente juzgas. ¿Cómo se siente? ¿Qué sensaciones tienes con este pensamiento? Después observa una parte de tu cuerpo con la cual te sientas cómoda y que te guste. ¿Cómo se siente?

Ahora observa tus genitales. Respira profundo y bríndales una sonrisa. Observa tu cara, tus facciones, tu nariz, ojos, boca, dientes, oídos. Cierra los ojos y percibe qué sentimientos y sensaciones aparecen.

Lleva la mano izquierda a tus genitales y la mano derecha a tu corazón. Respira profundo tres veces y agradece la oportunidad que te das de apreciar y amarte como lo has hecho hoy.

Ritual de autoplacer energético

Este ritual está diseñado para que todos los días puedas hacer consciencia de tu realidad energética. Esta práctica aumenta la intensidad de nuestra energía y fuego interno. Puedes hacerlo parada o acostada.

Primero percibe los pies bien colocados en la tierra. Si estás acostada, dobla las rodillas y coloca las plantas de los pies en el piso. Respira profundamente tres veces y comienza a relajar tu cuerpo. Observa tu cadera, pelvis y glúteos creando más espacio. Percibe tu espina dorsal y haz un recorrido desde tu coxis, pasando por las lumbares hasta llegar al cuello y la conexión con el cráneo. Visualiza un chispazo de fuego en la parte más profunda de tu útero, casi conectando a tu espina dorsal. Piensa que ese fuego es energía. Percibe cómo ese fuego se torna más intenso y siente el placer recorriendo tu cuerpo.

Respira e imagina ese fuego distribuyéndose por todo el cuerpo. Nota cómo responde tu cuerpo. Inhala profundo y en la exhalación expande tu fuego a todo el cuerpo. Observa si hay cambio de temperatura, si sientes placer y cuáles son las sensaciones.

Ahora respira y lleva tu intención a ese fuego como una fuerza que en este momento va a quemar tus creencias limitantes y tus miedos. Permanece ahí un par de minutos visualizando esta quema. Ahora percibe cómo el fuego se convierte en más placer y expándelo de nuevo a todo el cuerpo. Ya que te sientas llena de placer, deja la visualización. Toma tres respiraciones profundas y percibe. Abre los ojos y continúa tu día.

Ritual de gratitud

Este ritual es acerca de encontrar cosas que aprecias, que te hacen sonreír y que te dan un sentido de bienestar y plenitud. A esta energía le llamamos gratitud. Cuando aprendemos a crear una rueda de retroalimentación esos pensamientos regresan a nosotros y encontramos más por lo cual estar agradecidas. Ésta es la razón por la que tu activación reticular, que es parte de tu sistema neurológico, se enfoca en algo y quiere traer más de ello. Por ejemplo: si estás en una relación y te enfocas en cosas que te hacen feliz acerca de esa relación, entonces puedes encontrar más cosas que te hacen feliz de una relación. Así funciona el cerebro. Si te levantas temprano y tomas cinco minutos para anotar cosas por las cuales estás agradecida, esto enfoca la mente en un fluir energético de tal forma que la gratitud crea bienestar, y esto a su vez crea más gratitud. Entonces, la rueda de la gratitud es la rueda de la plenitud, y tu plenitud crea más gratitud.

Practica estos hermosos rituales sola, o cuando estés lista puedes explorarlos en la compañía de otros. Tu intención puede ser explorar en tu propio cuerpo, darte autoplacer frente a tu pareja o darse autoplacer simultáneamente. La belleza es que cuando practicas los rituales y eres libre sexualmente, te transformas en un adulto espiritual que está a cargo de su propia excitación.

Cuando eres libre tienes sexo desde el espacio del compartir, no para llenar tus expectativas del placer. El autoplacer va más allá de una experiencia íntima, se trata de disfrutar de los placeres que la vida te da.

PRINCIPIOS ENERGÉTICOS

Los seres humanos estamos hechos de energía; es la que usamos en nuestra rutina diaria, en las conexiones, en el sexo y en la creatividad. Hay muchas creencias acerca de ella que nos hacen dudar o nos provocan confusión y muchos miedos. Miedo a contaminarnos, drenarnos, infectarnos, lastimarnos… Todas estas narrativas nos hacen temerle. Cuando creemos que esto sucede no tenemos la libertad energética para poder explorar, ya que estamos en una prisión que no permite que se mueva nuestra energía. Estamos en guardia y protegiéndonos. En Yorgasmic pensamos que una de las ideas más importantes es entender que la energía es sólo energía, no es un significado, una historia o una creencia. La energía sólo es. Cuando lo tenemos claro, entonces podemos ser libres y profundizar en la realidad energética.

LA LIBERTAD ENERGÉTICA

La libertad energética es moverte en la vida sintiendo tu deseo y excitación, es un espacio en tu ser, un estado de aceptación radical donde asumes tus deseos. Es sentirte vivo y estar consciente de tu centro sexual cuando te mueves en el mundo. Debemos entender que el sexo es vida y que la vida es sexo, y ser libres de permitir que nuestra excitación recorra nuestro cuerpo libremente; sentir esta energía y compartirla con quien interactuamos en la vida diaria. La consciencia erótica es la puerta a la libertad energética.

Para cultivar la libertad energética debemos crear ideas, símbolos, sentimientos y pensamientos que nos permitan estar en un estado de expansión continuo; en este estado somos libres. En libertad podemos encontrar nuestro propio tono, nuestra firma energética y descubrir cómo se mueve la energía de una forma única en nuestro sistema. Cuando no hay un significado apegado a la energía, entonces podemos moverla de acuerdo a la experiencia que queremos tener y permitir que fluya en su corriente natural.

Todo lo que existe está en movimiento constante, desde las expresiones elementales hasta las frecuencias. Usamos energía todos los días y podemos escuchar a las personas hablando de ella con frases como: "Tengo poca energía", "Quiero más energía", "No tengo pila". La energía es vida y lo que necesitamos para estar bien, saludables y claros. ¿Cómo usas tu energía en tu vida diaria? ¿Estás conectado y en presencia con la realidad o en tu mente visitando el pasado o viajando al futuro? ¿Estás en tu cuerpo o en tu mente?

Es muy fácil distraernos del momento, ya que cuando vemos a alguien o algo nuestra mente tiende a viajar a una memoria pasada o se mueve a una especulación futura. Esto lleva nuestra atención a otro lugar que no es el momento presente y se inhibe nuestra capacidad de conectar con la energía que está disponible para nosotros en cada momento.

Cuando nuestra mente está en el pasado hacemos dos cosas: nos apegamos a las memorias, historias y pensamientos que nos hacen bien, o lo hacemos con aquellas memorias que nos drenan y hacen sentir mal. Cuando viajamos al futuro revisamos un mundo de ideas que nos pueden alejar de la realidad si no somos conscientes de que esto puede pasar.

Al estar conscientes y en presencia de la realidad material es cuando podemos conectar con la realidad energética. La belleza de vivir en toda la realidad es que podemos nutrirnos con la energía que está disponible para nosotros en el mundo y con todos los seres vivos que la irradian. Podemos darla y recibirla de los animales, plantas, verduras, frutas, árboles, ríos, humanos, etcétera. La realidad energética también se encuentra en nuestro ser. Nuestro cuerpo posee una realidad energética que no vemos, pero que podemos sentir con el lenguaje de los elementos orgásmicos y los principios energéticos de los cuales hablaremos con detalle en los siguientes capítulos.

Nuestro cuerpo físico es nuestro vehículo que refleja el estado de nuestra realidad energética, de nuestros pensamientos y emociones. Los mapas energéticos son una herramienta que nos permite entender cómo la energía se mueve y funciona en el cuerpo humano. Con esta información podemos hacer la práctica del *flow* y explorar los *jams* energéticos, que son las formas de conectar del futuro.

La energía tiene un centro de navegación que fue creado hace miles de años por la medicina china y la medicina ayurveda. Estas dos culturas observaron y entendieron cómo funciona la energía a un nivel holístico y ambas diseñaron mapas de energía en los que descifraron cómo se mueve el origen de la energía de vida que surge del centro sexual. A esta energía de vida le llaman *prana* o *chi*, y se encuentra en nuestro mundo interno y externo. El universo, un hijo, una idea, todos surgen de este flujo ilimitado de energía que es la semilla de la creación. La energía de vida es lo que nos da el poder de expresar nuestro potencial infinito como humanos. Al despertarse se usa en diferentes formas, tanto en experiencias de transformación como en el sexo.

El mapa de la medicina china es el de los meridianos, y la medicina ayurveda tiene el mapa de los *chakras* y *marmas*. Las dos son herramientas increíbles para descubrir y explorar la energía. En Yorgasmic nos gusta usar el mapa de ayurveda porque es más sencillo. Aquí lo simplificamos para que conozcas lo básico, que te ayudará a guiar tu energía en el juego.

MAPAS ENERGÉTICOS

Cuerpo energético

El cuerpo energético tiene siete centros que representan los diferentes niveles de consciencia. En sánscrito se les llama *chakras*, que significa la luz que se mueve en diferentes frecuencias y vibraciones. Los chakras se afectan por las emociones, la psicología y los problemas corporales. Son centros de energía que se unen con los *nadis* (canales), los cuales viajan en el cuerpo y pueden ser estimulados por los *marmas* (puntos de energía). Cada centro está relacionado con energías básicas de la naturaleza humana: sobrevivencia, sexualidad, poder, amor, expresión, visión y conexión divina. Estos centros son circulares y pueden estar en balance, fuera de balance, hiperactivos o inactivos. Los centros inactivos están bloqueados, pues todo lo que hacemos afecta en cómo responden los chakras, nuestros pensamientos, emociones y el movimiento energético.

Conocer los centros es esencial para llevar nuestras relaciones y sexualidad a niveles más profundos de exploración y contacto energético. Por ejemplo: una relación basada en el centro raíz puede estar conectada con el trauma. El trauma está presente en el primer y segundo centro porque ahí guardamos nuestro duelo y dolor. Si ocurre un evento traumático, el duelo y la culpa se almacenan bajo llave. Este centro incluso puede cambiar la forma debido a la presión de un trauma.

El primer centro nos mantiene en relaciones inconscientes con drama y problemas de control. Cuando vemos el centro de alguien podemos observar cómo su forma cambia y eso es lo que hacemos con la terapia sos, que es la sesión que utilizamos en Yorgasmic para reparar esta realidad. Una pareja puede estar muy conectada con el centro del corazón y la otra persona con el de la visión. En nuestra experiencia, esto causa que las relaciones no estén alineadas. Si sólo nos relacionamos con los centros altos, que son los 4, 5, 6 y 7, y evitamos los primeros tres, no hay oportunidad de integración en una relación. Es esencial balancear los centros en una relación para ver cómo conectamos. Es vital para manejar nuestra energía y ser conscientes de cuándo y con quién queremos conectar.

Hay tres niveles o centros de energía que conectan el cuerpo con la mente y la consciencia alta de los centros, los canales y los puntos energéticos. Veamos a continuación los siete centros principales y tres centros secundarios con sus nombres en español. Te sugerimos que pienses en ellos como una metáfora.

Centros principales

1) Raíz: tierra, olor. Localizado en el perineo. Cubre el cuerpo físico, la espina dorsal, la sangre y las caderas.

2) Sacro: agua, sabor. Localizado en los genitales y el útero. Gobierna el útero, la vagina, el cérvix, el intestino delgado y la vejiga.

3) Plexo solar: fuego, visión. Localizado en el plexo solar. Gobierna el estómago, los riñones, las glándulas suprarrenales y media espalda.

4) Corazón: aire, tacto. Localizado en el corazón. Gobierna los pulmones, el corazón, las venas, los hombros, el pecho, las costillas, el diafragma y el esófago.

5) Garganta: éter, sonido. Localizado en la garganta. Gobierna la tiroides, la tráquea, la garganta, la boca, los dientes y las encías.

6) Tercer ojo: mente, percepción interna. Localizado en el entrecejo. Gobierna la glándula pineal.

7) Coronilla: consciencia. Localizado en la coronilla de la cabeza. Está asociado con la glándula pituitaria.

Centros secundarios

1) Centro subraíz: Lo localizas un pie abajo de tu centro raíz. No tiene un lugar físico en el cuerpo, pero se extiende por el canal central. Representa la conexión y el aterrizar. Su frecuencia es conectar con la tierra.

2) Manos: La energía fluye al seguir las manos. Este centro puede transferir energía y jugar con las prácticas del tacto.

3) Pies: La energía fluye por los pies. Este centro se usa para nuestras prácticas de conexión con la tierra y para aterrizarnos.

Canales de energía

Movemos energía a través de los canales. Según el mapa médico, hay 72 000 *nadis* en tu cuerpo, de los cuales 14 son usados en prácticas de sanación. Estos canales tienen subcanales que surgen de varios puntos del cuerpo para energetizar nuestro sistema psicológico, al cual podemos darle movimiento con los principios energéticos. Vamos a enfocarnos en cinco canales y en el nervio vago:

1) Canal central. Este canal corre de la base de la espina dorsal y el perineo hasta la coronilla de la cabeza. Tiene muchos subcanales que salen de él. Puedes sentir este canal atrás y frente a tu cuerpo. Imagina que tienes un cilindro de cuarzo de entre tres a 10 centímetros y que puedes mover tu energía de arriba a abajo o en forma circular subiendo por atrás y bajando por el frente del cuerpo, moviendo energía de vida.

2) Canal de la luna. Está localizado en el lado izquierdo del cuerpo y del lado derecho del cerebro. Surge del tercer ojo a través de la fosa nasal izquierda. Este canal es introvertido y receptivo, y controla la mente.

3) Canal del sol. Está localizado en el lado derecho del cuerpo y del lado izquierdo del cerebro. Surge del tercer ojo y baja por la fosa nasal derecha. Este canal es activo, extrovertido y controla tus procesos vitales.

4) Canal del lado derecho. Empieza en tu centro raíz y sube hasta el plexo solar; le da energía al pie derecho y a la mano derecha. Luego irradia la energía por los dedos. Este fluir termina en el dedo gordo del pie y la mano.

5) Canal del lado izquierdo. Empieza del centro raíz, sube al plexo solar y le da energía al pie izquierdo y a la mano izquierda, irradia su energía por los dedos de la mano y pie. Fluye a los puntos del lado derecho del cuerpo. Es importante mantener el fluir de este canal y que esté limpio.

6) Nervio vago. Es uno de los nervios del cráneo que conecta el cerebro con el cuerpo a través de los nervios sensoriales. El nervio sirve para monitorear la comunicación y los impulsos sensoriales de todos los órganos. Utilizamos este nervio como parte del mapa energético para estimular simultáneamente la fisiología a un estado expandido de placer.

Puntos de energía

Son puntos sensibles que encontramos a lo largo de los canales. Éstos distribuyen la energía de los canales y de los centros a todo el cuerpo. Al estimularlos permiten que la energía fluya de una forma natural. Tenemos 107 *marmas*, de los cuales podemos comenzar a utilizar 18 en el lenguaje del tacto y en las prácticas avanzadas:

1) Dedos
2) Tobillos
3) En medio de la pantorrilla
4) Raíz de la rodilla
5) Centro de la rodilla
6) En medio de la pierna alta
7) Ano

8) En medio de la cadera
9) Punta de la uretra
10) Plexo
11) Centro del corazón
12) Base de la garganta
13) Raíz de la lengua
14) Raíz de la nariz
15) Centro de los ojos
16) Entrecejo
17) Centro de la frente; si ponemos la atención en este centro, distribuye la energía a todos los canales
18) Coronilla

Usa estos mapas en nuestras prácticas de *flow*, *jams* energéticos y en el lenguaje del tacto. Te recomendamos que utilices esta guía para entender mejor cómo se mueve la energía y que no los tomes tan literal, en especial al principio. Para cerrar este capítulo te daremos una práctica para que abras y balancees tu segundo centro, que es el sexual. Si estás interesado en saber más de los chakras, los libros *Los colores del amor* y *Del punto A al punto G* de Karina Velasco tienen la información detallada.

PRACTICA

Consciencia de tu segundo centro

Este centro es donde procesamos la energía y tiene una sensación intensa en el cuerpo. Todos hemos sido programados para controlar estos impulsos con las creencias que nos han impuesto. Esta práctica te ayuda a poder ver este centro y lo que está pasando en él. Al ver nuestro centro sexual podemos descubrir si está cerrado o cuál es la narrativa religiosa, moral o social que lo limita, y qué está afectando nuestro sentido del valor de nuestros sexos.

Encuentra una postura cómoda, puede ser parado o sentando. Toma una respiración profunda y cierra los ojos. ¿Cómo te sientes en tu cuerpo? ¿Cómo está tu centro procesando energía? Relaja el cuerpo y enfoca tu atención en la mentalidad que tiene tu centro sexual. Estás consciente de tu sexo, de si sientes una ligera tensión o si te sientes incómodo. A lo que tengas acceso ahora es perfecto. Vamos a descubrir cosas a las cuales no hayas tenido acceso anteriormente.

Toma una respiración profunda. Inhala, sostén 3, 2, 1 y suelta. Lleva tu atención a la coronilla y percibe tu ropa en tu piel. Nota si tus ojos se mueven y si están húmedos. Lleva esa sensación a la coronilla. Ahora lleva tu atención al punto en donde se despierta tu cuerpo. Puede ser cualquier parte. ¿Cómo me voy a sentir hoy o al rato? ¿Mejor o muchísimo mejor? Inhala, sostén 3, 2, 1 y exhala.

Mueve tu consciencia por la cabeza, el cuello, los hombros y la espalda alta. Siente tus dedos y las palmas de las manos. Respira y siente tu tono, tu esencia. ¿Cuál es tu sabor y tono?

Mueve esa sensación por todo tu cuerpo hasta el punto donde sientas tu pecho abierto y desde ahí llévalo a tu centro del poder y distribuye a todo el cuerpo.

Lleva tu atención al centro creativo y reproductivo. Siente tu útero, genitales y centro sexual. Nota tus caderas, siente todos los nervios de esa área y la pelvis. Observa con detalle esta área. Incluso podrás notar algunos puntos que estén tensos. Considera soltar el estrés y las narrativas.

Permite la libertad en tu ser. Entre más profundo estés en esta práctica, más profundo puedes acceder a tu inconsciente y más cambios puedes hacer. Si pudieras hacer un cambio profundo hoy, ¿cuál sería? ¿Qué nueva mentalidad quieres elegir que te dé poder personal? ¿Cómo se siente tu cuerpo con ella?

Toma otra respiración profunda y relájate más. Reconoce que las creencias alrededor de la sexualidad pueden ser intensas y que puede haber reacciones fuertes. Sigue en consciencia recorriendo tus piernas, rodillas, pantorrillas y pies llevando la atención a la totalidad de tu ser.

Si pudieras verte desde afuera energéticamente, te darías cuenta de que este centro es el lugar donde viven las energías más poderosas tu cuerpo. ¿Qué pasaría si mueves esas energías por todo tu cuerpo sin reaccionar o darles significado?

Percibe esta sensación placentera y distribúyela. ¿Qué pasaría si te sintieras vibrante y radiante con esta energía?

Ahora vamos a limpiar el canal central; puede que sientas sensaciones interesantes en tu cuerpo, relájate.

Imagina que puedes tomar todas tus disfunciones sexuales, las malas experiencias, los miedos y que todo lo pones en un marco. Imagina el marco de una foto, puede ser chico, grande, de madera o metal. Este marco te ofrece un símbolo para que puedas soltar. Imagina un vortex absorbiendo todos estos miedos.

Si estás abierto, puedes cambiar potencialmente tu vida para siempre, porque un grado de cambio es lo que se necesita para que tu vida sea diferente. ¿Qué pasaría si tu centro sexual fuera una fuente en donde todo fluye y te nutre desde el canal central? La energía fluye y disuelve todos los bloqueos.

Respira profundo; entre más entras a tu cuerpo, encuentras más libertad, placer y liberación.

Deja que los últimos pensamientos se vayan por el vortex y respira. Tu cuerpo ya se está liberando, y entre más profundo estás en la experiencia, vas a notar lo fácil que es acceder a ese centro.

Toma tres respiraciones profundas. Libera cualquier pensamiento o sensación.

Encuentra el silencio por dos minutos, y cuando estés listo coloca la mano derecha en el corazón y la mano izquierda en los genitales. Abre los ojos.

PRINCIPIOS ENERGÉTICOS

Los principios energéticos son la expresión de cómo se mueve la energía. Los elementos orgásmicos son las expresiones de la calidad de los movimientos energéticos. La energía necesita estar en movimiento y es dinámica, razón por la cual nuestras prácticas son en movimiento. El cuerpo no está diseñado para estar quieto; la quietud es muerte. Cuando nuestra energía no se mueve, se atora y causa problemas. Por ejemplo, el miedo se expresa con una sensación temblorosa. Si amplificas la sensación en tu cuerpo, puede convertirse en un *flow* dinámico. Si te resistes a este temblor y te gana el miedo, se activa la constricción y la contracción de la energía, que es lo que ocasiona dolor y problemas en el cuerpo. El movimiento de energía es fluido y cuando fluyes estás vivo.

El movimiento energético ocurre cuando estás en aceptación de tus deseos. Por ejemplo, estoy mirando tus pies y eso estimula la imaginación y la dopamina. Imagino que estoy celebrando tus pies y succionando uno de tus dedos. Ese pensamiento me está poniendo en un estado de gozo energético porque lo estoy disfrutando. Si llega a pasar o no, es irrelevante, porque lo importante es el movimiento de la energía que me hace sentir mejor de lo que estoy. Si me dejo llevar por ella y soy consciente de su movimiento, estoy entendiendo que mis pensamientos tienen un efecto en mi cuerpo.

Cuando escuchas el deseo de que alguien quiere succionar los dedos de los pies, tu cuerpo responde. Hay una resonancia a ese pensamiento o la imaginación que se expresa con los elementos. Tú puedes respirar y sentir el elemento orgásmico y mover esa energía en contención, ya que es algo que sólo quieres para ti. Puedes disfrutar de la presencia del otro a la vez que sientes esa energía que es sublime y deliciosa, no importa si están hablando de cerrar un trato o de vender un coche.

Los principios energéticos nos enseñan a estar más abiertos a las experiencias que queremos en la vida y son lo que usamos para explorar los *jams* y nuestra propia práctica. Véamoslos a continuación:

Expansión

La expansión es el movimiento de decirles que *sí* a tus deseos y permitirte sentir las sensaciones en tu cuerpo. Imagina que quieres un millón de dólares. En la realidad no tienes ese dinero y esto puede provocar que te sientas miserable, o puedes decir que sí e imaginar que tienes ese millón en tu cuenta de banco. ¿Cómo te hace sentir?

En realidad no hay una diferencia tangible entre ambas situaciones, más que lo que tú crees; incluso si tuvieras el millón no sería en efectivo y no estaría en tu posesión. En ambos casos son sólo pensamientos. Lo que sucede cuando pensamos en nuestros deseos es que se activa el cerebro y la química para producir más placer, libertad y espacio. En lugar de decirte cosas como: "No tengo suficiente éxito", "Necesito más… tal", ¿qué pasaría si mejor abrazaras ese deseo o anhelo? La expansión sucede entonces cuando queremos sentir y experimentar, y no es acerca de lo que queremos obtener. Es un estado del ser que es visible y abierto, es una sensación de logro, como si estuvieras en la cima del mundo tomando toda la energía que es infinita y que compartes libremente con otros.

Contracción

Para percibir la contracción debes sentirte cómodo en tu cuerpo y notar cuando tienes pensamientos que te hacen sentir ansioso o estresado, situación que se detona cuando tenemos creencias que nos hacen sentir mal, avergonzados o que provocan miedo. La contracción sucede si estás, por ejemplo, en tu computadora todo el día sin tener suficiente actividad física. Se siente como una prenda muy apretada en la que apenas puedes respirar y en la cual te sientes muy incómodo. También la sentimos cuando tenemos el corazón roto y estamos decepcionados. Es un fuerte apretón en el corazón y el abdomen. Este movimiento nos da la información para decir que no. Nos ayuda a discernir nuestras formas de pensar o actividades que hacemos en el día a día. En el sexo podemos sentir la contracción en el momento de tensión del clímax. Es una reacción natural que podrás disolver cuando expandas tu placer y muevas la energía. La idea es sentirte lo más cómodo posible en tu vida diaria y en tu orgasmo.

Contener

Es la acción de controlar algo dentro de nuestros límites. Energéticamente sucede cuando sientes el clímax en el orgasmo y decides de forma consciente regresar la energía a los límites de la piel y no liberarla al espacio. La energía se mantiene en tu mundo interno y produce placer acompañado de elementos orgásmicos que se sienten deliciosos.

Queremos experiencias que sólo se enfoquen en nuestro propio placer, algo para nuestro mundo interno. Este espacio es una bella forma de estar enamorado de ti mismo y de usar la energía para tu propio beneficio. Es un espacio privado, porque contener se trata de ti. No necesitas compartirlo con nadie, ni ser transparente sobre tus sentimientos o sensaciones. Es muy erótico saber que tienes cosas que sólo son para ti, tus secretos. En el momento en que somos seres con más espacio interno, somos más privados. Contener es una sensación de profundo espacio interno.

Vortex

El vortex es un movimiento poderoso que te ayuda a limpiar el espacio, principalmente de las creencias acerca del sexo que guardas en tu propia prisión mental. Usamos este movimiento en sos, en las prácticas *flow* y en los orgasmos multidimensionales. Cuando navegamos espacios más profundos de nuestra psique y de nuestro cuerpo, hay cosas que necesitan ser liberadas y que ya no queremos en nuestra vida. Son emociones, memorias o miedos que nos mantienen atados. Cuando las limpiamos y salen a la superficie, necesitamos un espacio al que vayan. Este espacio es el vortex, que se nutre de tales energías. Imagina que es una aspiradora que succiona todo lo que no necesitamos y lo envía al centro de la tierra. En tus prácticas *flow* imagina que hay una espiral que baja desde el piso hacia el centro de la tierra que está casi a seis mil cuatrocientos kilómetros de profundidad. Este movimiento es rápido y fuerte. Usa tu imaginación para hacer tu vortex; ya que está en el espacio, trabaja sólo para ti. Al terminar tu práctica, ciérralo y agradece.

El hoyo negro

El hoyo negro es la habilidad de hacer lo opuesto al vortex. Este movimiento es sencillo y a la vez muy poderoso, y funciona para mandar los problemas más grandes que tengas a la fuerza gravitacional del hoyo negro. Esta práctica es una alternativa al vortex y se usa en las reparaciones y terapias sos. Es muy similar a lo que hacen en el chamanismo para capturar las energías no benéficas que se liberan. Puedes utilizar el hoyo negro o el vortex cuando estés soltando o limpiando tu energía. Conecta con tu intuición y decide cuál es el que necesitas. Si el vortex que succiona o el hoyo negro que pulveriza y destruye. Cuando utilices este principio observa en qué parte del cuerpo se localiza el problema, visualiza que lo rodeas con una esfera, que sale de tu cuerpo y se eleva hasta que se pierde en el espacio. Una vez que está ahí, el hoyo negro trabaja por sí solo pulverizando lo que ya no quieres.

Espiral

Este movimiento se usa en las prácticas *flow* de una forma transformadora y en la terapia sos. Lo usamos para aumentar nuestra conexión con la energía universal y alinear nuestros centros y canales energéticos. La espiral sube y baja la velocidad de la energía de una forma dimensional, ya que se mueve hacia arriba, abajo, adentro y afuera. Al girar la energía hacia arriba, surge de tu centro de activación y se conecta con la energía cósmica universal. Al girar hacia abajo a través de la espina dorsal al centro sexual, conectas con la tierra. Al girar en pequeños círculos localizados, la energía se extiende hacia el canal central y tus centros. Al girar hacia afuera, extiende la energía al campo aurico. El giro es un movimiento avanzado que puedes practicar en el *light flow* cuando usas la respiración succión.

Radiar

Radiar es emitir y distribuir la energía en forma de rayos y olas desde un punto central hacia una zona o un lugar específico. Al mover la energía sexual, ésta viaja dentro de los límites de tu piel. Al radiarla podemos enviarla a diferentes partes del cuerpo, a los órganos internos, hacia las células o hacia un espacio externo. La radiación se mueve de dos formas: la primera es como un rayo láser que es muy enfocado y preciso; tiene frecuencias que divergen y que se enfocan en un punto interno o externo. Se mueve con una orden directa, se dispersa y se extiende en un área específica. La segunda manda la energía hacia un espacio. Este lugar no es local o central, simplemente viaja y se distribuye. Puedes utilizar este elemento para radiar la energía en una presentación de trabajo o puedes compartirla para darle amor y energía a tu familia. Imagina que tienes un sol en tu ombligo y que los rayos comienzan a radiar desde tu centro hacia afuera llevando la energía por el espacio o hacia tus seres queridos. Respira y siente cómo brillas más. Puedes visualizar esto por dos minutos. Al terminar, lleva tu atención a los últimos rayos y comienza a traerlos de nuevo a tu sol interno. Respira y siente tu sol en tu abdomen y déjalo en ese lugar.

Longitud de onda

Es un fenómeno físico caracterizado por la oscilación periódica que se propaga ya sea en el vacío o en un medio físico, por la frecuencia y la amplitud. Es la pulsación de la cima y la caída cuando la energía se desplaza hacia arriba o abajo en movimientos continuos creando una onda. Las ondas transfieren los elementos orgásmicos de una locación a otra, ya sea en la intensidad de la cima como en la profundidad de la caída. El movimiento varía constantemente si estás consciente de la onda. Esto es fácil de sentir cuando te rindes. Es similar a cuando flotas en el mar y sientes olas de diferentes tamaños e intensidades que mueven tu cuerpo. Si sueltas el cuerpo, éste se ajusta al movimiento y fluyes. Practica con la onda usando las llaves del orgasmo para extenderla al punto de quiebre. Las ondas son energéticas y pueden ser emocionales. También llegan a ser constantes al practicar el *flow* y los *jams* energéticos.

Remolino

Imagina que esta energía es como cuando estás en una tienda de helados y te preguntan qué sabor quieres y tienen dos de tus favoritos. La mayoría de nosotros vivimos en un mundo donde tenemos que elegir entre uno y otro. En el mundo de la expansión energética y consciencia erótica el remolino no es una cosa u otra, sino la mezcla de ambos. Esta mezcla en el remolino se siente como el movimiento de la cobra que está parada en su poder explorando el territorio. Su espina es como el punto del remolino y este remolino es como una fuerza de la naturaleza que puede ser calculada, y es una parte importante de los principios energéticos. Dicho remolino es el fluir energético del ADN y el ARN, que son la esencia de la vida, así de poderoso es este principio.

Punto de quiebre

El punto de quiebre en el lenguaje del *surfer* es cuando la corriente golpea un tramo de tierra en un ángulo oblicuo rompiendo alrededor de ella, en lugar de directamente hacia ella. Esta ola puede ser surfeada por largos periodos de tiempo antes de que colapse. Este movimiento tiene la habilidad de extender la energía orgásmica por largos periodos de tiempo. Al tener un orgasmo, podemos sentirnos muy bien por una hora o dos. Nuestras prácticas nos ayudan a extender el punto de quiebre entre 48 y 72 horas después de un orgasmo. Por ejemplo: un *surfer* normalmente espera un tiempo para que llegue una buena ola; ya que la ve, se sube en ella y al surfear siente ese *rush* de energía por unos segundos hasta que la ola quiebra y su *high* se va con ella. Cuando surfean en un punto de quiebre su *high* dura mucho más, e incluso pueden seguir sintiendo la conexión con el mar por más tiempo. El punto de quiebre es donde queremos estar después del orgasmo para poder disfrutar de sus beneficios el mayor tiempo posible.

Punto de calma (SPA)

Consiste en cultivar nuestro SPA interno, nuestro punto de balance. Este punto es nuestra consciencia, que es del tamaño de la cabeza de un alfiler; es intocable y nada externo puede llegar a él. Puede que sientas el caos a tu alrededor, pero éste no lo afecta. Estar consciente de tu punto de calma es sentir los movimientos sutiles de tu vida en la existencia. Si consideramos lo pequeño que es este punto, en realidad no tenemos que hacer nada para que se mantenga en calma. Está conectado a nuestro ego y para muchas personas no es fácil hacer consciencia de él, ya que se pierde en los movimientos del ego y lo tratan como al enemigo. Tu ego está para hacer sentido de las cosas; es una reflexión de tu calma. Es el punto de tu esencia concentrada, similar a un aceite esencial de buena calidad que puedes sentir con una sola gota, pero al usar el difusor puedes radiar esa esencia. Con práctica y tiempo podrás descubrir y sostener este punto sin pensar en él. Cultivar tu SPA te mantiene bien nutrido y en paz.

Vibración simpática

El placer puede ser tu frecuencia de resonancia, que es una de nuestras intenciones con este libro. El placer vibra de tal forma que el nervio vago se comunica con tu cerebro. Tu vibra es la que se comunica con las personas que están abiertas y en tu frecuencia. Si alguien está cerrado no podrá resonar contigo, pero si está abierto podrás sentir la calidad de apertura que traes. Así funciona la vibración simpática.

Si observas tu vida, usas la intuición para sentir la vibra de la otra persona. Tú puedes tocar tu cuerda y sentir si la otra persona recibe la vibra. Imagina que puedes hacer cualquier sonido en tu cuerpo. Ahora repite el sonido tres veces. ¿Cómo te hace sentir? ¿Cuál es tu frecuencia? Toma una respiración profunda y permite que la vibración de este principio se expanda por todo tu ser y que resuene como una campana por todo tu cuerpo. Piensa metafóricamente, no literalmente. Este tono es lo que notas al tocarlo. Este principio te muestra tu esencia, es tu firma energética, tu propio tono que es único y que vibra con ciertas frecuencias.

Cuando tengas duda acerca de tu esencia, regresa a este lugar. La vibración simpática es el principio que vamos a utilizar para conectar con otros en la intimidad energética y cuando tengamos sexo.

Infinito

El símbolo del infinito combina dos infinitos que crean uno igual en su perfección y con posibilidades ilimitadas. Este movimiento tiene dos lazos que se forman con líneas continuas, creando la figura del ocho, símbolo que utilizamos para sellar las prácticas *flow*, los *jams* energéticos y cuando tenemos una conexión, ya sea energética o física. La idea de este principio es regresar la energía a su estado orgánico después de tantos movimientos intencionados o fluidos. El infinito es un principio natural que usamos para distribuir y limpiar las energías en caso de que haya un enredo cuántico o emocional. Al conectar a niveles más profundos con otras personas, es posible que haya límites personales que sean permeables o que no sean claros, y esto puede provocar que sientas las emociones de tu pareja.

El infinito es una herramienta para prevenir que se afecte la relación y que regreses a tu propio campo energético al terminar la conexión.

CENTRO DE COMANDO

Es donde reside la habilidad para manipular la energía y moverla de acuerdo con tus deseos. Ahí se generan las grandes ideas que les dan contexto a los elementos y principios con los que jugamos. Es una herramienta de nuestra consciencia erótica que usamos en nuestras prácticas y en los *jams* energéticos. Este centro está a tu disposición cuando lo quieras usar: lleva tu atención hacia él y dale la orden de que se prenda cuando quieras explorar una experiencia específica. Al apagar el centro en nuestras prácticas y conexiones, tenemos la experiencia del *flow* libre y los orgasmos multidimensionales. Es importante que si usas el comando con otra persona, sea con consentimiento.

Energía directa

Dirección es la línea de pensamiento que mueve la energía de un lugar a otro o hacia algo o alguien de la forma más eficiente, sin cambiar el rumbo o sin parar. Este comando es activo, directo, fuerte, determinado, enfocado y estrecho. Lo usamos para determinar una intención para la práctica y para tocar un lugar energéticamente. Este comando hace que la energía se transfiera con más eficiencia y con precisión hacia donde llevas tu intención. La dirección es la visión a largo plazo: si quiero ir hacia el este, la energía se mueve a esa dirección. El comando directo es tu plan y mapa de viaje.

Energía penetrante

El comando directo es la intención, y penetrar es entrar o atravesar algo. En los intercambios energéticos en pareja, cuando usamos la energía penetrante, los límites se disuelven, por lo cual la confianza y la comunicación para el uso de este comando son esenciales. Al penetrar de manera energética estás visitando lugares que no han sido tocados anteriormente. Con quién te abres y con quién conectas de esta forma es muy importante por esta razón. La penetración es el comando que está relacionado con la maestría, ya que requiere de ajustes muy sutiles para lograr el placer expandido. Entre más practiques, más podrás afinar este instrumento para que se direccione con armonía y delicadeza.

Imagina que eres un toro y que la energía penetrante de tus cuernos es la que puede atravesar algo. Nadie quiere que lo atraviese un poder que no está enfocado, queremos energía que tenga dirección. La energía que es demasiado dispersa en este comando no se siente bien en la sexualidad.

A muchas personas les cuesta un poco de trabajo usar este comando porque no han sido entrenadas en estas prácticas energéticas, y su energía es dispersa y dudosa. Al contrario, este comando debe ser enfocado y determinado. Por ejemplo: se siente bien cuando un amigo o pareja te abraza con profundidad y sientes su corazón, ¿cierto? Y se siente horrible cuando un hombre te toca el clítoris hurgando por todos lados. Esta energía se usa como un láser que tiene continuidad y precisión. Si usas este comando de una forma correcta, puede incluso disolver bloqueos y mover la energía al grado de hacer cambiar la vibración, frecuencia o experiencia.

Dar

Dar es un acto de generosidad. Si vivimos en un universo infinito que es abundante, entonces es lógico pensar que de igual forma la energía es abundante. Al dar desde este espacio estamos ofrendando la energía de vida, la cual se mueve sin esfuerzo, no requiere de ninguna acción. Al dar con consciencia estamos regalando nuestra energía de vida a otros seres humanos y sus consciencias, usando los canales energéticos. Estamos nutriéndonos energéticamente de otras psiques humanas. Cuando nutrimos al otro lo hacemos como nunca nadie lo ha hecho anteriormente y este dar se regresa y nos nutre si somos receptivos. Entre más receptivos y abiertos estemos en la experiencia, más nos nutrimos. Dar es un regalo a otro ser y a la naturaleza. Cuando expandimos nuestra capacidad de dar, hay más plenitud y abundancia en nuestra vida. La generosidad es orgásmica.

Recibir

Recibir es lo opuesto a la energía directa. Es la calidad de nuestra apertura y capacidad de admitir. Es una acción extensa y que no es activa. Es la habilidad de aceptar sabiduría, ideas, sensaciones o sentimientos sin tomar acción o esfuerzo. Usemos la imagen de la pista de un aeropuerto, un lugar abierto que siempre está preparado para recibir al avión en su aterrizaje. Una vez que el avión está por tocar el piso, la pista sólo lo recibe. Si usas el comando directo y no hay quien lo reciba, esa energía se quedará estancada. ¿Te ha pasado que estás dando placer y tienes la sensación de que no lo reciben? ¿Cuántas veces no nos hemos permitido recibir? Esto sucede porque recibir es una cualidad emergente que se abre a un nivel subconsciente. Si tenemos bloqueos energéticos o miedos es necesario hacer espacio para poder estar presentes y poder sentirnos bien acerca de las ofrendas que nos llegan.

Energía receptiva

Tiene la cualidad de la apertura, la sutileza, la sensualidad y lo inesperado. Es un componente activo de succionar o metabolizar la energía. Puedo ser receptivo si succiono, bebo o me nutro de la energía de alguien más. Por ejemplo: imagina que te dan un billete de 100 pesos; al recibirlo, continúas tu camino. Con el comando receptivo esta acción se convierte en una experiencia integral, ya que estás consciente de todos los detalles sensoriales de este acto. Observas quién te dio el billete, percibes su textura y te das cuenta de lo que se sintió en tu cuerpo.

Al conectar con tu energía sexual comienzas a resonar, recibir y ser receptivo en la vida. Tu cuerpo se vuelve un instrumento de la experiencia, y entre más relajado y abierto te sientas, más profundo puedes navegar en las capas y niveles que hay para experimentar la vida.

Las personas que son abiertas viven más felices. Muchos de nuestros clientes han notado los efectos inmediatos de la receptividad en el potencial que se despertó en su inspiración y creatividad. Se sienten más relajados y apreciados.

Permitir

Es el acto de dejar ir el control, la acción y la dirección. Es la consciencia de que algo externo entra a mi mundo interno y que me puede llevar a algo inesperado. Permitir es una capa más profunda de recibir, ya que es dar un sí con todo tu ser, sin control. También es una forma consciente de facilitar que algo suceda energéticamente. Digamos que mi pareja quiere tener una experiencia específica; si estoy abierto a explorar, primero le doy un consentimiento verbal. Con esto me hago responsable y estoy permitiendo que la persona me utilice a mí, a mi cuerpo, mi energía de vida y mi sexo. En esencia estoy participando en una experiencia en la cual permito, sin tener control o tomar acción. Es una rendición consciente en la cual respondo ante el estímulo. Es la fase en la cual le decimos a nuestra pareja: "Haz lo que se te dé la gana", respetando los límites.

PRACTICA

Pon a prueba los elementos energéticos en las prácticas *flow* y explora con los centros de comando en los *jams* energéticos.

LAS LLAVES DEL ORGASMO

Las llaves del orgasmo y las prácticas orgásmicas son los cimientos para entender y profundizar en la consciencia orgásmica. Hay muchas historias acerca del orgasmo que nos han inhibido la capacidad de experimentarlo en todo su espectro. Freud, en sus investigaciones acerca de la sexualidad en el año 1900, propuso conceptos interesantes pero que la gente ha tomado como verdades, como la idea de que el orgasmo en la mujer era vaginal, y que el orgasmo del clítoris era infantil. Necesitamos entender que éstos no son la verdad absoluta, que son formulaciones de una sola persona.

El orgasmo es un tema tan interesante que nos sorprende que no haya tantos estudios recientes acerca de él. Lo que pudimos encontrar, y que tiene bases sólidas, es el trabajo de William Reich en los años treinta, la propuesta de Alfred Kinsey en los años cuarenta y lo último fue la investigación de Masters y Johnson en 1960. Todos ellos coinciden en que el orgasmo más significativo es en el movimiento rítmico en donde la tensión corporal acompaña al sexo.

Nosotros disfrutamos del trabajo de Reich que hizo en relación con la energía de orgone, ya que tiene una visión más amplia de ella. Él describe esta energía como vital, primal, no material y un elemento que permea todo el universo. La vida es sexo, el sexo es orgasmo y el orgasmo es vida.

Orgone es la fuerza creativa de la naturaleza y la vida como manifestación de energía. La energía de orgone no pesa, no tiene masa y está presente en todos lados llenando el espacio, es por eso que no es fácil medirla con técnicas convencionales. Esta energía es un medio electromagnético y un fenómeno gravitacional que está en constante movimiento. En los años cuarenta, Reich hizo un experimento en una caja de seis lados construida por diferentes capas de materiales orgánicos para atraer la energía y de materiales metálicos para radiarla al centro de la caja. La idea era que el paciente se sentara en medio de la caja y absorbiera la energía de orgone y desde ese punto pudiera obtener los beneficios, entre ellos más energía y bienestar general. Su investigación concluyó que la energía orgásmica es vida para el cuerpo y que ésta desarrolla el potencial orgiástico, que es la habilidad de experimentar el orgasmo en todo su potencial.

La energía orgásmica es el activador de nuestra fuerza de vida y una energía muy poderosa que se usa para experimentar altos niveles de placer, consciencia y meditación. Se puede usar para crear, reparar, rejuvenecer, sanar y energetizar. El orgasmo se activa en la base de la espina dorsal, nutriendo todos tus centros y canales energéticos. La energía de fuerza de vida tiene muchos beneficios que no nos enseñan en la educación sexual.

Lo que sabemos del orgasmo es que es el clímax de la excitación sexual, caracterizada por sensaciones de placer que se centran en los genitales y que en el hombre se acompaña de la eyaculación. A nivel biológico es una descarga energética que sucede para que nos podamos relajar y que puede soltar la energía que necesitamos para la creatividad.

El proceso del orgasmo comienza en el cerebro activando la corteza cerebral. Este sistema nos ayuda a estimular las emociones y le manda señales al sistema nervioso apoyando la relajación muscular, liberando la tensión del cuerpo y dándole una señal para crear ondas alfa que activan los sueños y la creatividad. Nuestro cerebro responde como un "centro del placer" y nos deja saber qué es placentero y qué no. Si queremos cambiar nuestra química cerebral, usualmente lo hacemos de manera artificial con estimulantes o drogas, mientras que el orgasmo es la forma natural. Es el antídoto al dolor, el sufrimiento, el estrés, la enfermedad y la tristeza. Éstos son algunos beneficios del orgasmo:

- Es una experiencia profunda en donde no hay tiempo ni espacio. Es similar a estar inmerso en algo que realmente gusta.
- Tu mente crítica se apaga haciendo más espacio para la magia y el fluir.
- Los neurotransmisores del bienestar se activan, te ayudan a sentirte bien neurológica y biológicamente.
- Tu cerebro produce ondas alfa.
- Crea relajación en tu cuerpo, mente y emociones.
- La energía se clarifica creando más espacio y apertura.
- La libertad que se experimenta te da una experiencia de bienestar total que puedes llevar a tu vida diaria.
- Hay sentimientos de placer, gozo y bienestar.
- Te da energía y crea más vitalidad y salud.
- Enaltece tus sentidos creando más placer en tu vida.
- El sexo se vuelve más intenso, placentero y se disfruta a nivel holístico.
- Previene la depresión y balancea las hormonas.

En Yorgasmic creemos que todos los movimientos de energía sexual son orgasmos. Esto quiere decir que el orgasmo se siente de distinta manera en nuestro cuerpo, y la energía se mueve con cualidades diferentes. Cuando dejamos de pensar que el orgasmo está involucrado siempre con el sexo podemos ver la realidad y entender que todos somos orgasmos; la vida misma es un orgasmo. Si estamos apegados a una meta sin contemplar el camino nos perdemos de la experiencia y los regalos del trayecto. El orgasmo es una respuesta involuntaria; si entendemos esto podemos dejar ir las expectativas y rendirnos, de forma que éste suceda sin que lo pienses y de maneras que nunca habías imaginado.

El orgasmo siempre está presente en tu ser. Lo que necesitas es crear una consciencia erótica para acceder a esa energía. Este acceso te lo dan las prácticas que te sintonizan con el fluir.

Nuestra consciencia es la que permite el orgasmo, pues éste siempre está ahí, aunque no lo sentimos porque nos distraemos con muchas cosas. Piensa en esto: sólo porque no estés viendo el mar no significa que no exista. Tus creencias son las que no te permiten ver el orgasmo. Si tú crees que el orgasmo es escaso y difícil, que es algo que está en el horizonte, entonces será imposible para ti sentirlo. Constantemente estamos buscando los orgasmos afuera. Esperamos a una pareja, el lugar indicado, el tiempo perfecto o una situación apetecedora, pero si no pasa, no hay orgasmo. Cuando te des cuenta de que el orgasmo es vida y seas consciente del fluir, podrás sentirlo a donde quiera que vayas. Si estás vivo, eres orgásmico.

Muchos de los clientes de nuestro *coaching* han tenido problemas relacionados con su naturaleza orgásmica. Muchas mujeres dicen no haber tenido un orgasmo, otras los fingen y hay una constante vergüenza de que éste no suceda. Cuando una mujer nos cuenta que nunca ha tenido un orgasmo podemos estar casi seguros de que no ha tenido una vagina abierta y relajada en una interacción sexual.

Los hombres no tienen ni idea de que las mujeres fingen los orgasmos porque no han sido entrenados, así que no saben. Las mujeres fingen porque el sexo es tan malo que quieren terminar lo más pronto posible. Otra razón por la que la mujer no ha tenido un orgasmo es porque necesita estar en un espacio seguro para poder relajarse completamente y tenerlo. Fingir orgasmos no es la solución para tener una vida sexual placentera; entre más finges, más toleras el mal sexo y eso no es bueno para nadie.

La buena noticia es que este libro te está dando todas las llaves y herramientas para que dejes de fingir y empieces a disfrutar tu naturaleza orgásmica. Cuando abrimos nuestro cuerpo a esta habilidad, entonces podemos experimentar los orgasmos físicos, energéticos y multidimensionales.

TIPOS DE ORGASMOS

Físicos

Suceden por contacto genital y penetración. Las señales son: pupila dilatada, pulso acelerado, contracción de los genitales y músculos, cambio en la respiración, temperatura caliente o fría, calambres, eyaculación masculina y femenina. Estos orgasmos se pueden lograr mediante la estimulación de varios puntos erógenos en hombres y mujeres:

- Clítoris: Este órgano tiene más de 8000 nervios sensoriales, por lo que el orgasmo clitoriano es el más común y fácil de lograr. Es provocado por la estimulación local con el uso de los dedos, la lengua o un vibrador.

- Cérvix: El cérvix está localizado en la parte baja del útero. Cuando hay penetración el pene puede llegar a ese punto y lograr el orgasmo cervical.

- Punto G: Se encuentra en la pared frontal de la vagina a cinco centímetros de la entrada. Provoca sensaciones placenteras cuando es estimulado.

- Ano: En las mujeres, la penetración anal puede estimular el clítoris indirectamente, ya que comparten algunos nervios, como el pudendo. En el hombre, la próstata contiene nervios que al ser estimulados llevan a un placer más intenso.

- Próstata: Es posible que el hombre experimente orgasmos con la estimulación de la próstata, ya sea con un masaje o un vibrador. Es un orgasmo más profundo; algunos lo describen como más amplio, intenso y con mayor duración. Esta sensación provoca sentimientos de éxtasis y gozo más intenso que el del orgasmo con eyaculación.

- Eyaculación: Es la descarga del semen que contiene esperma y que es acompañada por el orgasmo. Es la etapa final y el objetivo de la estimulación sexual masculina.

- Eyaculación femenina: Es una explosión de fluido durante o antes del orgasmo.

Energéticos

Si observas la naturaleza puedes darte cuenta de que tiene un ciclo: se destruye, se restaura y se nutre. Está viva porque tiene un movimiento continuo de energía de vida. Esto mismo se manifiesta en tu cuerpo con los orgasmos energéticos elementales:

- Tierra: Se expresa en los canales de los pies, que se conectan con la tierra. Es la succión de la energía. Nosotros nos nutrimos cuando succionamos la energía de un árbol al abrazarlo, sentimos la energía de la arena al caminar en la playa o la del pasto al sentirlo. Este orgasmo se siente sólido y aterrizado.

- Fuego: El fuego interno es nuestro centro y de donde la chispa del orgasmo se alimenta. Puedes sentir este tipo de orgasmo en el área de tu plexo solar u ombligo. En las prácticas chinas se llama *Dantien*. Se siente caliente y sutil.

- Agua: Este elemento crea un movimiento en nuestro corazón y centro emocional. Muchas veces el movimiento es fuerte y crea una liberación emocional, en otras es suave y nos permite sentir un lazo más profundo con la persona. Cuando estamos abiertos nuestra conexión es más profunda con nosotros mismos y los demás. Este orgasmo se siente expansivo y muy intenso.

- Aire: Es una oleada de energía que fluye en todo tu cuerpo. Puedes sentirla como una oleada de temperatura más caliente o fría. Muchas veces viene acompañada por todos los elementos del orgasmo. Esta energía es expansiva, poderosa y se siente abierta y ligera.

- Éter: Es la expresión meditativa de nuestra energía. Cuando traes el orgasmo a tu sexto centro tu cerebro tiene más actividad y puedes estimular los neurotransmisores y ver colores o patrones. Éste puede activar tu

DMT. Es la dimetiltriptamina, que es un compuesto psi-
codélico que contiene la naturaleza y el cuerpo humano.
Es análoga a las sustancias como la serotonina y la me-
latonina y actúa como un enteógeno con la capacidad de
provocar niveles alterados de consciencia. Puedes sentirlo como un ligero cosquilleo en tu frente.

Multidimensionales

La belleza de los orgasmos energéticos es que la energía siempre
se mueve de una forma distinta, no hay límite de lo que puedes
sentir. Con la práctica podemos entrar a un flujo de energía
orgásmica en sus diferentes formas de expresión. Muchas de
las expresiones de energía no son fáciles de describir porque
se salen de las experiencias ordinarias de la vida. Estas expresiones son más acerca de cómo te sientes y qué nuevo lugar
vas a descubrir.

En los orgasmos multidimensionales no hay significado,
no hay una explicación racional, estamos transcendiendo lo
mundano. La multidimensionalidad es una fusión de energías
en donde no hay ego, no hay tiempo ni espacio, no hay yo,
ni tú, sólo es. Es una experiencia sagrada, cósmica, mágica y
trascendental en donde conectamos con la fuente de energía, el
universo y otras dimensiones. Estos orgasmos son una práctica
espiritual y meditativa en donde experimentamos el componente
místico del misterio y el rendirte.

LAS CUATRO LLAVES DEL ORGASMO

El orgasmo sin consciencia erótica es sólo una reacción rápida que sucede y que se disfruta por un momento breve. Nos enseñaron que para tener un orgasmo necesitamos hacer muchas cosas y usar técnicas complicadas. Sin embargo, el secreto está en entender que la simplicidad es clave para desatar el orgasmo y disfrutar una vida sexual y energética placentera. Nuestros clientes se sorprenden al experimentar un grado de cambio cada vez que usan estas llaves, ya que les muestran que la energía orgásmica va más allá del placer físico y les abren una puerta para que el placer se convierta en una fuente de transformación en su ser y vida diaria.

Hay muchas filosofías que usan estas llaves, ya que son los principios básicos para mover y estimular la energía de vida, por ejemplo en tantra, tao y en kundalini yoga para despertar y transformar la energía en diversas formas.

Hemos creado deliciosas prácticas con el uso de estas llaves, en las cuales incorporamos enseñanzas ancestrales con nuevas sabidurías energéticas de una forma sensual y placentera; esto es lo que nos hace únicos.

En dichas prácticas usamos la respiración, el movimiento, el sonido y la activación del piso pélvico para intensificar y transformar la energía. En nuestras experiencias de *flow* hemos notado que muchas personas conectan primero con una llave en específico, lo cual es natural porque todos tenemos un sentido más conectado que otro. Hay personas que son acústicas y se les hace más fácil conectar con su energía usando el sonido. Otros son kinestésicos y usan el movimiento, pero para la mayoría la respiración es la llave que más retos tiene porque involucra todos los sentidos y porque no estamos acostumbrados a respirar conscientemente por largos periodos de tiempo. Al cultivar nuestra disciplina erótica íntima podemos alcanzar una maestría en el uso de las llaves y utilizarlas para expandir nuestra energía orgásmica y fuerza de vida.

Estas cuatro llaves despiertan naturalmente la energía de vida sin necesidad de tener sexo o estimular tus genitales, aunque también estén presentes en el sexo. No es fácil darnos cuenta de que las usamos, porque actuamos en piloto automático y la consciencia erótica no está en nuestros sentidos o distribuida en todo el cuerpo. Piensa que tú ya usas las cuatro llaves cuando haces el amor. Al respirar, cambias los patrones. Respiras más rápido para excitarte, y lo haces más lento para relajarte o para integrar alguna sensación o sentimiento. Integrar es darle pausa a un momento para sentirlo. El movimiento lo llevas a cabo al cambiar las posiciones de tu cuerpo y al mover la pelvis en círculos pequeños. Haces algún sonido cuando tienes un orgasmo o para expresar placer, y en el momento del clímax y cuando la energía es intensa contraes el músculo PC. Estas llaves son una acción natural que tú ya utilizas.

Lo que buscamos con estas prácticas es enseñarte, por medio de un ritual, a usarlas adecuadamente sin tener una meta sexual. La respiración, el movimiento, el sonido y el contacto con tu piso pélvico son naturales si no los reprimes.

Al tener un orgasmo nuestra energía está fuera de control porque no usamos las llaves con eficiencia. El orgasmo es la experiencia transformadora que sucede con la maestría de las cuatro llaves que usamos para darle comando a la energía. Sé consciente si quieres tratar de controlar el orgasmo; esto puede sentirse como un avance, pero lo que sucede realmente es que nos aparta de la rendición y de ser vulnerables en la experiencia. Cuando controlamos, no podemos rendirnos, por eso utilizamos el comando orgásmico, que es la habilidad de dirigir la energía y sentir sensaciones intensas mientras nos rendimos.

La energía orgásmica tiene un proceso de transformación, y las cuatro llaves son parte del centro de comando que usas antes de entrar a la corriente y al fluir.

1) Usamos las cuatro llaves para crear las bases en nuestro cuerpo y energía. Son los cimientos para los *jams* y para mover la energía de vida.

2) Los elementos orgásmicos son las cualidades de la energía que sentimos en forma de sensaciones y que suceden en nuestras prácticas y el *flow*.

3) Los principios energéticos son los distintos movimientos de energía en tu cuerpo, al cual le das dirección con tu intención, con el comando orgásmico y con las cuatro llaves. De esta forma usas el puente de conexión de cuerpo con energía para tener una experiencia tanto física como energética.

CUATRO LLAVES

Piso pélvico

El piso pélvico está formado por un grupo de músculos cuya función es mantener los órganos pélvicos (la vejiga, el útero, la próstata y el recto) en su posición adecuada. Usa la siguiente técnica para fortalecer estos músculos —a los cuales les llamamos el músculo PC o la bomba sacra— y para el control de la eyaculación.

La forma más fácil de localizar tu piso pélvico es sentarte en el baño para vaciar tu vejiga, detienes la orina y luego te relajas. También puedes hacer este otro ejercicio sentado o acostado. Te recomendamos practicarlo tres veces por semana de tres a cinco minutos:

Acuéstate o siéntate en una postura cómoda con los pies conectados con el piso a lo ancho de tus caderas. Mueve tu pelvis hacia arriba y abajo con movimientos suaves. Cuando te muevas hacia arriba, contrae el músculo PC y libéralo cuando te muevas hacia abajo. Repite el ejercicio 10 veces.

Ahora sube la pelvis y suelta el músculo PC, y cuando la bajes, contráelo. Repítelo 10 veces. Cuando termines, relájate y siente las sensaciones en tus genitales.

Respiración

La respiración es lo que nos mantiene vivos y nos permite tomar la energía o dejar ir lo que ya no nos sirve; es lo que usamos para mover la energía en nuestro cuerpo, dirigirla a un punto específico o para abrir un punto de recepción. Esto nos da la vitalidad. Nuestra respiración nos deja saber qué está pasando a un nivel físico, emocional y energético, ya que nos invita a estar en el momento presente y a calmar nuestros pensamientos. Si nuestra mente está tranquila, podemos darnos cuenta de lo que sucede en el cuerpo y con la energía.

La respiración expande nuestra capacidad para experimentar y despierta sensaciones y sentimientos. Es el medio para crear un cambio en nuestro estado del ser y nos permite ser más consciente de quiénes somos en nuestra realidad física y energética. Observar cómo respiramos nos dice mucho de cómo experimentamos el placer en la vida, ya que nos sintoniza con nuestras sensaciones y sentimientos de una forma más clara, porque nuestra mente no nos está dando toda la experiencia de la acción. Sentimos lo que está más allá de la mente. Al relajar nuestra mente se distensa el cuerpo y podemos activar los neurotransmisores del bienestar y mandar señales al cuerpo para sentirnos bien.

Respiramos de diferentes formas de acuerdo a la intención y el movimiento energético. Veamos estos siguientes conceptos relacionados con la respiración:

- Inhalación: Es tomar energía y oxígeno. Puedes inhalar a través de la nariz o la boca.
- Exhalación: Es sacar de tus pulmones. Se usa para liberar dióxido de carbono, bloqueos y exceso de energía. Puedes exhalar usando sonido.
- Boca: Nos ayuda a liberar la energía y nos conecta con nuestro sistema emocional.
- Nariz: La usamos en la práctica de yoga o meditación, que nos ayuda a mantenernos enfocados en la realidad y crea una consciencia más profunda de las sensaciones y emociones. La usamos también para suavizar las olas de gozo, para integrar o en la práctica de *glow flow* que exploraremos más adelante.
- Sostener: Es un estado en donde no hay inhalación ni exhalación. No hay sentidos. Mantenemos la respiración en un lugar específico. El punto más común y que ha

sido utilizado durante milenios en prácticas de yoga es el entrecejo; también puedes usarlo para un momento de meditación.

- Succionar: Es una técnica de respiración que sube y mueve la energía del canal central. Es una forma de dirigir la energía a un punto específico o a todo el centro.
- Respiración holotrópica: Nos abre a otros estados de consciencia que nos llevan a la plenitud y nos despiertan a la realidad energética. Esta técnica consiste en exhalar forzadamente por la nariz y exhalar relajadamente por la boca, sin pausas.

PRACTICA

Respiración activa

Esta respiración estimula tu cuerpo y activa tu fuego interno y energía orgásmica; se enfoca en la inhalación y en la exhalación, y no es más profunda que olfatear. Se hace al contraer el abdomen bajo. Puedes presionar con tus manos ligeramente hacia adentro al soltar con rapidez la contracción en la exhalación. Tu inhalación debe de ser pasiva y tu enfoque debe estar en la exhalación. Debes practicarla con los ojos cerrados, ya sea por la nariz si quieres activar el fuego, o por la boca con el sonido "ah", estimulando a la vez los músculos del piso pélvico para activarla.

Respiración de limpia

Esta respiración se usa para limpiar nuestro canal central y liberar todo lo que ya no queremos, incluyendo miedos, emociones y nuestras creencias limitantes. Es suave y profunda, y se utiliza en las prácticas *flow*. Puedes ponerla en práctica en tu vida diaria en un momento de estrés o cuando quieras paz. En los *jams* energéticos y en el sexo se utiliza para calmar nuestra energía activa y para mantenernos en el borde del clímax. Es muy simple:

Acuéstate en una postura cómoda. Inhala profundo por la nariz y exhala por la boca lentamente. Visualiza una ola del mar que entra por tus pies y sube hacia la coronilla en la inhalación, y en la exhalación esa ola limpia todo el cuerpo, desde tu coronilla hasta los pies, al tiempo que sueltas todo lo que no quieres en el vortex. Repite esta respiración durante unos cinco minutos.

Por unos momentos, integra lo que esta sesión haya despertado en ti. Puede ser algún sentimiento o sensación. Al terminar abre los ojos y siente tu ligereza.

Respiración de balance

Ésta es una respiración alterna, originaria de las prácticas yoguis. Se utiliza para balancear ambos hemisferios del cerebro. La fosa derecha se conecta directamente al hemisferio derecho y la fosa izquierda al lado izquierdo del cerebro.

Siéntate en una postura cómoda con la espalda recta y con los pies bien colocados en el piso. Con tu dedo medio, tapa la fosa izquierda de tu nariz y cuenta hasta cuatro. Deja la fosa izquierda tapada y lleva tu pulgar derecho a tapar la fosa derecha. Sostén por ocho segundos. Libera la fosa derecha, dejando la izquierda tapada. Inhala por la fosa derecha. Sostén tapando ambas fosas por ocho segundos. Libera el aire por la fosa izquierda por ocho segundos. Ahora inhala por la fosa izquierda, sostén ambas y exhala por la derecha.

Puedes repetir este ciclo cinco veces. Si te sientes cómodo, puedes inhalar en cuatro, sostener en 12 y exhalar en ocho segundos.

Respiración genital

La respiración genital se recomienda para aumentar la consciencia en el centro sexual. Ésta activa, intensifica y mueve la energía localmente. Imagina que tu centro sexual tiene pulmones y fosas nasales con las que puede respirar. Si eres mujer, visualiza tu vagina. Inhala a la vez que contraes ligeramente el perineo, el clítoris y la vulva, y al exhalar suelta suavemente. Si eres hombre, percibe que al inhalar se elevan tus testículos levemente y tu pene tiene un movimiento sutil. Al exhalar, observa caer ligeramente tus testículos y tu pene relajarse. Practica esta respiración para activar el placer en la terapia sos, en los *jams* y en el sexo energético.

Respiración sexual

Esta respiración se encarga de darle energía a tu vida y te ayuda a conectar con el placer expandido. La usamos como un reto del placer que puedes practicar por cinco minutos durante 30 días.

Coloca tus pies bien plantados en el piso. Mueve la pelvis ligeramente de lado a lado o en ligeros círculos creando espacio. Relaja tus hombros y suelta tu cuello. Inhala por la nariz. Sostén la respiración y exhala a través de la boca. Empieza a sentir los elementos orgásmicos en tu cuerpo.

Respira con los pies y dedos succionando la energía, pásala por la espina dorsal comenzando en el coxis y subiéndola a través del canal central a la coronilla, y exhala bajando la energía por la parte frontal del cuerpo tocando cada centro de energía hasta los pies. Piensa que es un circuito que empieza en tus pies, sube por la espalda y baja frente a ti como una rueda que está moviendo el círculo de energía.

Respira unos minutos de esta forma y ayúdate con sonido al exhalar. Ahora incorpora la respiración genital y sube ese flujo a tu cerebro por la parte frontal del cuerpo y baja la energía por atrás, como si fuera una cascada hacia la planta de los pies. Respira de esta forma cinco veces.

Ahora regresa a la quietud y percibe los elementos orgásmicos. Observa cómo tu cerebro está estimulado en libertad y gozo. En este momento estás abrazando tu amor propio y tu poder sexual.

Sonido

Es tan importante que mediante él se generó el universo. El sonido vibra con diferentes frecuencias y ritmos, y es parte natural de la vida, pero no lo usamos en todo su potencial. También tiene diferentes propósitos, si hay una intención y somos conscientes de su poder: lo usamos para sanar, reparar, desbloquear, soltar emociones e intensificar el placer.

Todo en la vida tiene ciertas frecuencias, y si escuchamos con consciencia pueden crear diferentes vibraciones en nuestro cuerpo. Cierra los ojos y escucha un poco de música. Nota qué vibración sucede en tu cuerpo y en tu mente. Observa las diferentes vibraciones que producen los cuencos tibetanos, las percusiones, la música clásica o electrónica. Todos ellos crean distintas sensaciones en tu cuerpo y en tu mente.

Explora con los sonidos y ve cuáles despiertan sensaciones o emociones en ti.

Ahora bien, escuchar un sonido es diferente a hacer un sonido. Cuando escuchamos un sonido nos rendimos y permitimos que las frecuencias entren a nuestro cuerpo sin esfuerzo alguno, estamos en receptividad. Cuando hacemos un sonido estamos creando vibración y dirigiendo la resonancia en nuestro cuerpo con diferentes tonos e intensidades. En un aspecto fisiológico, estas frecuencias apoyan a nuestro cerebro y cambian las ondas de éste, que son los impulsos eléctricos que tienen distintos ritmos. Las células y moléculas vibran como si estuviéramos dándoles masaje. El nervio vago, que es el más grande del cuerpo, resuena al sonido y éste a su vez vibra al nervio y lo pone en estado parasimpático. Es por eso que los cantos o el sonido funcionan, porque hacen vibrar a este nervio como una cuerda de una guitarra y se expande nuestra experiencia.

El sonido es importante para desatar nuestros elementos orgásmicos porque crea ciertas vibraciones en nuestro cuerpo y energía. Cuando lo usamos para intensificar nuestro placer es como si le subiéramos el volumen a nuestra *playlist*. Imagina que el orgassmo es tu canción favorita y que lo más probable es que quieras subirle al volumen cuando la escuchas, y al terminar, le bajas, pero nunca la apagas sino hasta que ya no quieres escuchar música, ¿cierto? En Yorgasmic nunca le apagamos porque queremos mantener la música del orgasmo prendida por meses o años.

El sonido se usa para expandir nuestro placer y como una herramienta de comunicación acerca de lo que nos gusta para poder recibir más placer. El sonido puede ser muy excitante porque crea vibraciones que despiertan tu cuerpo, tus sentidos y tu realidad energética. No hay nada más sexy que un hombre o una mujer que pueden expresar su placer con un sonido.

Al realizar las prácticas puede ser que el sonido traiga a la superficie muchos sentimientos y creencias que hemos estado reprimiendo, ya que la mayoría de los seres humanos no se ha expresado en su autenticidad. Utiliza el sonido para dejar ir y soltar en el vortex o en el hoyo negro todo lo que te limita y hacer sonar tu placer. De esta manera le damos acceso a nuestro sonido más primordial llevándolo a nuestro primer centro que nos conecta con la tierra y nuestro centro sexual. Al expresarnos desde este lugar, permitimos brillar con intensidad nuestro placer sexual. Siente cada sonido florecer desde el centro de tu ser.

PRACTICA

Vamos a descubrir cómo el sonido se siente en nuestro cuerpo; qué sonidos intensifican el placer, cuáles nos liberan de bloqueos y cuáles nos calman. Te sugerimos realizar esta práctica tres veces por semana durante tres minutos. Permite que el sonido llegue a los lugares que no han sido tocados.

Las vocales del placer

Siéntate o párate en una postura cómoda. Pronuncia cada vocal —A, E, I, O, U— durante un minuto de distintas maneras. Vas a darte cuenta de que en cada vocal hay una diferencia en cómo se mueven tu boca y lengua. Nota cómo se siente el sonido en tu garganta y cuerdas vocales. Varía los tonos y el volumen, y siente el sonido en todo tu cuerpo.

Ahora usa tu mano para seguir la vibración de cada vocal. Nota la vocal A. ¿Cómo la sientes? ¿En qué lugar del cuerpo la sientes? ¿En tu corazón, tu garganta? ¿Cuál es su efecto? ¿Liberación, calma o excitación?

Después de hacer esto con cada vocal, percibe en silencio y quietud qué vibración sientes en tu cuerpo.

Si quieres llevarlo a otro nivel de placer puedes contraer el piso pélvico durante 20 segundos a la vez que vocalizas. Nota cómo puedes intensificar el cosquilleo o la pulsación en tus genitales con tu voz. Ésta es la fórmula de placer.

Práctica del león

El gruñido es una forma en la que expresamos los sentimientos y las sensaciones. Los humanos no le damos expresión a nuestra voz sexual y todo lo que no decimos puede crear bloqueos en nuestro centro sexual y en nuestro centro de la garganta. ¿Has notado los diferentes sentimientos que surgen cuando no te expresas? Esta práctica es una expresión poderosa de sensaciones y sentimientos que tienes bloqueados en tu cuerpo y que necesitan salida, por lo que te va ayudar a liberar y transformar, y puede que surjan sensaciones inesperadas. Puedes realizarla en tu propio espacio, pero en compañía resulta muy divertido.

Cierra los ojos, toma una respiración profunda y conecta con las sensaciones y sentimientos en tu cuerpo. Imagina que están conectados con tu voz. Inhala profundo y exhala haciendo el sonido de un león. Nota cómo es primitivo, salvaje y cómo llega desde tu centro sexual. Respira y exhala con consciencia a la vez que haces este sonido en tu plexo solar.

Juega con estos sonidos y nota las sensaciones en tu cuerpo. ¿Hay algunas emociones o pensamientos?

Ahora cierra los ojos. Coloca la mano derecha en tu plexo solar y la mano izquierda en tu corazón. Toma una respiración profunda y abre los ojos.

Movimiento

La energía, los sentimientos, las emociones, los pensamientos y el subconsciente se expresan a través del cuerpo. Nuestro cuerpo tiene un lenguaje desconocido para la mayoría de los humanos porque estamos constantemente en nuestra mente y conectamos únicamente con él cuando hacemos ejercicio o cuando tenemos dolor, porque los receptores del dolor tienen terminaciones nerviosas que se distribuyen en nuestra piel y tejido conectivo. Cuando tenemos dolor, lo que hacemos es tomar un medicamento o drogas fuertes para cambiar la química cerebral, lo que hace que éste se disuelva. El placer tiene el mismo efecto, es el remedio y antídoto natural del dolor, y puede ser una herramienta de sanación.

Como les conté en capítulos previos, este último año he sufrido de síntomas de fibromialgia y tenía mucho dolor en el cuerpo, el cual pude manejar con prácticas de consciencia corporal y con suplementos naturales. No usé ningún medicamento. Mi protocolo fue cuidar mi cuerpo haciendo cosas que me hacían sentir bien todos los días. Utilizaba el orgasmo y la energía sexual enfocada en los puntos de placer y desde ese lugar expandía esta sensación de bienestar al resto del cuerpo, incluyendo los lugares donde se concentraba más el dolor.

Nuestro cuerpo es un vehículo de vida que necesita atención, amor y que lo escuchemos. Por eso debemos aprender a relacionarnos con él, de la misma forma que lo hacemos al relacionarnos con otros seres humanos. Necesitamos tiempo y enfoque para entender el lenguaje corporal y explorar cómo nos podemos expresar. Nuestro cuerpo puede ser llevado a su límite, permanecer en su zona de confort, estar en contracción o en fluidez y libertad. Cuando cultivamos estas herramientas y aprendemos a escucharlo, muchas cosas suceden, esto es porque estamos llenos de vida y estamos conectados con ella. Cuando nos movemos con consciencia se potencian el placer y la liberación, y se limpia y se maneja el dolor en formas más eficientes.

El cuerpo no está diseñado para ser sedentario y no tener movimiento o estar sentados o parados todo el tiempo. Nuestro cuerpo funciona mejor cuando está en movimiento constante y es activo y dinámico. Es por eso que todas nuestras prácticas son dinámicas. En el estilo de vida Yorgasmic, le permitimos a nuestro cuerpo expresarse con fluidez y libertad total.

PRACTICA

Práctica de flexibilidad y oxigenación

Es un calentamiento energético para sentirse muy bien en el cuerpo. En esta práctica vamos a succionar, girar y liberar la energía en movimientos fluidos. Puedes realizarla cuando necesites un descanso en tu día o antes de los *jams* energéticos. Está en tus manos hacer las cosas que te hacen sentir increíblemente bien en la vida.

Coloca tus pies a la distancia de tu cadera. Imagina que hay raíces que bajan desde las plantas de los pies hasta el centro de la tierra. Succiona la energía hacia arriba y llévala a tu centro sexual, esto va a crear un elemento orgásmico, puede ser cosquilleo, vibración o una ola. Estás creando una órbita de movimiento que es fluido y que surge de la pelvis, la cadera y los glúteos. Siente una liberación pélvica desde adentro hacia afuera.

Relaja el ano, el pene, los testículos, o los labios, el clítoris y la vulva. Ahora imagina que la energía está girando por todo tu centro sexual y comienza a subir por la espina dorsal hacia las lumbares con la misma fluidez. Esta energía sigue subiendo y sale por los brazos como si estuvieras limpiando la energía a tu alrededor. Inhala y exhala por la boca haciendo un sonido. Muévete con más fluidez usando tus brazos por tres minutos.

Ahora lleva una mano a tus genitales y coloca la otra en tu corazón. Siente la conexión y nota las sensaciones en tu cuerpo. Estás conteniendo la energía.

En prácticas más avanzadas puedes hacer la postura del árbol de yoga para balancear y contener la energía al final de la práctica.

Toma tres respiraciones con tu consciencia activando el cerebro, la glándula pituitaria y la glándula pineal, y piensa en lo que quieres crear. Respira profundo y regresa a tu postura inicial.

Tapping corporal

El *tapping* es una técnica que facilita la respuesta de sanación del cuerpo de una forma natural y da apoyo a la estabilidad de los músculos y articulaciones sin restringir el rango natural de movimiento del cuerpo. También se usa para despertar las sensaciones y los receptores del placer, nuestros canales y puntos energéticos.

Es un movimiento que se hace con el dedo índice y medio en un punto energético de una forma firme y rápida, o puedes hacerlo con toda la palma de tu mano en caso de una nalgadita. La idea es que sientas que tu cuerpo está despertando.

Puedes darle *tapping* a tu cuerpo de una forma terapéutica o puedes hacerlo en tus zonas eróticas. Nuestro *tapping* erótico consentido es la nalgada, porque estimula la energía orgásmica en tus primeros centros y se siente muy bien.

Elvis de pelvis
Para aumentar el placer e intensificar la naturaleza orgásmica, es importante usar el movimiento para liberar el estrés y los bloqueos de nuestro cuerpo. La pelvis necesita más oxígeno para que la sangre circule mejor hacia nuestros genitales y así intensificar el placer. La pelvis es el lugar en donde se genera, guarda y distribuye tu energía sexual, pero es una parte del cuerpo que normalmente no usamos con movimientos fluidos. La región de la pelvis incluye las caderas, los esquiones, el ano, el perineo y los glúteos. Cuando la pelvis está tensa, los músculos jalan el perineo hacia el cuerpo impidiendo la circulación de energía. Al abrir la pelvis se estimula el placer e incluso puede alargar el pene.

Cierra los ojos, coloca los pies a la distancia de la cadera y conecta con la tierra. Encuentra tu centro moviendo ligeramente el cuerpo hacia adelante y hacia atrás, y deja las manos a un costado. Alarga la espalda y relaja tus hombros. Dobla las rodillas levemente. Inhala y tensiona los glúteos ligeramente al mover la pelvis con suavidad hacia adelante. Al exhalar lleva la pelvis hacia atrás relajando los glúteos, piernas y cadera. Repite cinco veces.

Ahora haz el mismo movimiento vigorosamente. Exhala haciendo el sonido "ah", que crea más energía en el cuerpo. Repite cinco respiraciones. Regresa a la postura inicial y cierra los ojos. Nota cómo se siente tu cuerpo y tus órganos sexuales.

Repite este ejercicio moviendo la pelvis hacia atrás al inhalar y hacia adelante al exhalar. Hazlo por cinco respiraciones de una forma suave y después vigorosamente. Nota la diferencia. Regresa a la postura inicial y percibe.

Con esta misma postura, mueve la pelvis en una forma circular. Puedes mover primero hacia la derecha y después a la izquierda. Deja que la tensión se suelte y libere. Repite por 10 respiraciones.

Observa cómo te sientes y nota las diferencias entre los movimientos. Regresa a la posición inicial y toma una respiración profunda. Abre los ojos.

Baila

El baile es la forma más fácil de expresarnos y crear libertad, fluidez y flexibilidad en nuestro cuerpo. Es una salida que tiene el cuerpo para liberar bloqueos, creencias y emociones. Al liberar lo que no queremos, estamos moviendo la energía que activa nuestros neurotransmisores del bienestar y cambia nuestro estado del ser.

Bailar con consciencia y sin el uso del alcohol o drogas se convierte en una experiencia consciente que nos lleva a la transformación. El baile le da vigor a tu creatividad y a tu energía sexual. Al bailar estamos conectados con nuestro cuerpo de formas más profundas en donde podemos sentir la vida en cada rincón de nuestro ser.

El baile en pareja es una forma hermosa de conectar y en la cual puedes descubrir mucho acerca de la otra persona. Si está fluyendo el movimiento energético, si tiene gracia, si es atropellada, si está tensa, flexible o si hay ritmo o no. Es una herramienta para discernir cómo proceder en la conexión. Si estás bailando percibe cómo se siente tu cuerpo, si estás alineado con la otra persona y nota los movimientos energéticos. Ahora siente a tu pareja, cómo percibes su cuerpo y sus movimientos, y ya con esta información puedes usar los elementos y principios para llegar a un balance.

Te recomendamos bailar cada que puedas. Si estás solo practica el *flow* de baile. Si estás estresado o tenso baila un par de canciones. Bailar es divertido, liberador y transformador.

ELEMENTOS DEL ORGASMO

Los elementos del orgasmo son las cualidades de la energía que notamos cuando nos abrimos a percibir el movimiento de energía en nosotros mismos y en los seres vivos, ya sean plantas, animales e incluso los alimentos. A este mundo de energía al que podemos acceder cuando comenzamos a llevar nuestra atención le llamamos realidad energética. Puedes sentir estas sensaciones en las prácticas de consciencia orgásmica y del *flow*. Muchas personas se sienten incómodas al principio, porque no entienden el lenguaje de la energía, pero si sabes de qué se trata, entonces puedes relajarte y disfrutar de la experiencia. Estos elementos surgen cuando nos abrimos al reconocimiento de la calidad de energía y podemos elegir cuándo y dónde queremos sentir el orgasmo; son la habilidad de desarrollar nuestro sentido energético, las sensaciones y las cualidades del orgasmo. Estamos entendiendo el lenguaje de la energía. A esta capacidad le llamamos el *superpoder multiorgásmico*.

Cada elemento de la naturaleza es único, cada persona tiene su propio tono y cada orgasmo tiene una cualidad. A dichas cualidades les llamamos *elementos*. Piensa en estos elementos como la pista desde donde despega el avión: es una pista de sensaciones y cambios para llegar a un estado profundo del orgasmo. Este estado es el sos, donde no hay control de la energía, es sólo una respuesta del flujo energético. Veamos los 12 elementos del orgasmo.

Elemento de la liberación

El primer elemento es el más natural y regular que sucede en el orgasmo cuando hay clímax y luego liberación.

Hay muchas prácticas en diferentes filosofías espirituales que nos enseñan a sostener ese placer y evitar el clímax y la liberación. Ellos creen que la energía de vida se drena cuando el hombre eyacula y la mujer tiene un clímax. Esta narrativa es de escasez, que significa que si no guardas a toda costa esta energía la pierdes, lo cual no tiene sentido porque la energía es infinita, no escasa, y si entiendes este hecho lograrás un cambio total en tu vida y tu sexualidad. Con la práctica podrás hacer cambios, y en lugar de guardar la energía podrás expandirla y distribuirla. Tendrás la elección de liberar o de expandir tu orgasmo. La liberación es una forma hermosa de dejar que la energía se mueva. Cuando una mujer tiene un orgasmo y libera, energéticamente tiene el potencial de ir a la profundidad del centro de su ser y al mismo tiempo a la expansión infinita. La liberación es estar en contacto con el movimiento orgánico y el cuerpo a la vez que soltamos la energía en la esencia del cosmos. Una mujer puede ser multiorgásmica e ir más profundo en las capas de la vergüenza y culpa que están atoradas en su cuerpo y que se sueltan en la liberación con más expansión. Entre más espacio hacemos en el cuerpo, más espacio tenemos para expandir. Para el hombre la liberación es tocar la puerta de la vulnerabilidad. La mejor práctica que puede hacer es relajarse, respirar su agotamiento y entrar a una sensación en donde pueda rendirse absolutamente al placer y al orgasmo.

Elemento de acumular

Es el acto intencional de no liberar la energía mediante el orgasmo o la eyaculación. Tomar alcohol o drogas también es un distractor para acumular la energía. Cuando acumulamos tenemos una sensación incómoda en el cuerpo y estamos haciendo espacio para ello. Puedes sentirlo como un ligero dolor en la vagina y los ovarios o en los testículos. Las *blue balls* o bolas moradas no son nada más que energía acumulada. Cuando intensificamos esta energía comenzamos a vibrar a una frecuencia elevada en un estado transcendental, que es lo que hacen los yoguis que meditan en cuevas durante un mes.

Nosotros preferimos explorar este mismo estado en el orgasmo. Acumular no significa celibato o abstinencia. Puedes tener sexo, masturbarte o jugar energéticamente, ya que el movimiento de energía es lo que acumula, no la abstinencia. En la acumulación desarrollamos el hábito de hacer consciente la decisión de cómo mover esa energía. La idea es que en tu práctica llegues a la orilla del clímax, pero que éste no culmine. Esto crea una especie de locura en tu ser que queremos que aprendas a saborear y que le hagas espacio. Amplificar esta energía nos da más presencia, carisma y poder. Estamos desarrollando nuestra disciplina erótica.

Elemento salvaje; *raw*

Muchos de nosotros pasamos tiempo en un espacio de autocontrol en donde reprimimos nuestros impulsos y deseos. Este elemento le da salida a dichos deseos y nos da permiso de estar en nuestro aspecto salvaje. Ésta es la energía más primitiva que tenemos y que normalmente se reprime porque no tiene ningún significado. Es un lugar en donde nuestros impulsos rompen nuestra psique, en donde nuestras restricciones sociales interactúan más allá del lenguaje.

La energía salvaje se siente muy intensa, y activa nuestra amígdala creando emociones profundas. Nuestro cuerpo responde a estas emociones y a la activación de dopamina y cortisol. Para jugar con este elemento en el orgasmo se necesita consciencia, límites y una aceptación radical de tus deseos más oscuros. Es el elemento que requiere más disciplina erótica para abrazarlo y jugar con él. Practica en tu sesión de autoplacer antes de compartir tu energía salvaje con otro. Es una energía única porque es salvaje y libre.

Elemento de hormigueo

Es el elemento que nos dice que estamos sintonizándonos con nuestra frecuencia y que estamos sintiendo la energía en nuestro cuerpo. Piensa en el hormigueo como una estación de radio que sintonizamos para estar conscientes de la energía. El hormigueo son las primeras sensaciones que sentimos, las cuales están despertando nuestra piel, los receptores, canales y puntos energéticos. Este elemento está en movimiento constante y activa otros. Muchas veces es una señal de que algún centro se está reactivando, o se está limpiando un bloqueo. Cuando sentimos hormigueo en nuestra vagina o pene es una respuesta de que tu energía orgásmica está activa. Intenta esto: frota las palmas de tus manos y nota su hormigueo. ¿Cómo se siente? Es la misma sensación que sentimos regularmente en las manos, pies, piernas o cara cuando exploramos con las prácticas *flow*.

Elemento del pulso

La pulsación es sensación. El pulso es la respiración del universo y la expresión de la energía de vida; también es parte del Bing Bang que contrae y expande creando vida. Donde hay vida, hay pulso. Tu corazón pulsa, y tus órganos sexuales y el universo tienen una pulsación constante.

Ahora sintoniza con tu pulso. Lleva dos dedos a tu cuello, cierra los ojos y siente tu pulso. ¿Qué cualidades notas? Sentimos nuestro ritmo cambiando poco a poco; si estamos relajados es más tranquilo y si tenemos miedo es más rápido. Lo mismo sucede cuando jugamos con energía orgásmica. Hay un constante pulso en los genitales que se siente más tranquilo o intenso de acuerdo con nuestro nivel de excitación. Este pulso nos recuerda que en nuestra vagina o pene está la vida y que el pulso es placer.

Cuando estés excitado y sientas la energía orgásmica observa cómo reacciona tu piel. Si puedes escucha el latido del corazón y si vas más profundo incluso puedes saborearlo. El pulso nos recuerda que estamos vivos y somos seres vibrantes.

Elemento de ondulación

Este elemento viaja en el cuerpo de una forma suave e intensa. Se siente como si una serpiente se deslizara por tu cuerpo con movimientos que te aprietan ligeramente. Es una energía erótica que se despierta y que viaja por todo el cuerpo dando placer profundo; también es la fuente del deseo, la excitación y la pasión.

Cuando sientas esta ondulación distribúyela libremente por todo tu cuerpo. Puedes hacer que se mueva a su propio ritmo o puedes explorarla al mandar esta energía a tu frente; al llegar a ella sentirás una explosión de tu identidad que te lleva a algo nuevo y más expandido. Explora con este elemento cuando bailes, des un masaje sensual o juegues con algún *kink* o algo erótico. Es divertido y delicioso.

Elemento de la chispa

Este elemento aparece como un chispazo de luz en tu sexto centro y como una sensación similar a un rayo cayendo en tu frente. Esta chispa es un lugar en donde no hay tiempo ni espacio, en donde abrimos nuestra visión y vemos colores, formas o la activación de tu DMT; asimismo, activa nuestros neurotransmisores y le da acceso a la consciencia a nivel más profundo. Al principio, la sensación es profunda e intensa, lo que puede ocasionar desorientación y que te sientas mareado. Al acceder el flujo de luz ya se siente suave y ligero.

Para traer este elemento conscientemente a tu cuerpo, activa tu energía orgásmica. Toma una respiración profunda y lleva esa energía por el canal central en un solo movimiento a tu frente. Cuando la energía esté en tu sexto centro, sostén la respiración por unos segundos y exhala llevando la energía hasta las plantas de tus pies. Esta técnica despierta la chispa. Te recomendamos que las primeras veces sea bajo supervisión o acompañado de alguien que esté al pendiente de ti.

Explora este chispazo en tu día a día sólo estando consciente de que existe. Imagina que es una máquina de biorretroalimentación en la que puedes ver cómo tu energía sexual interactúa con la vida y nota cómo la chispa se contrae o expande dependiendo de tu estado de conexión, consciencia y excitación. La chispa es la máquina del placer para tu mente.

Elemento de la vibración

La vibración es un movimiento repetitivo de todas las partes del cuerpo en una misma dirección en un punto en el tiempo. Piensa en la cola de una serpiente de cascabel e imagina que tiene agua y, al agitarla, regala esa energía. Así se expresa este elemento, que es expansivo, caótico y divertido. Provoca la sensación de estar excitado y con un impulso acelerado. La vibración es una frecuencia que es más cercana al orgasmo y a cuando estás enamorado y tu corazón late muy fuerte. La vibración también se siente cuando haces un deporte extremo; es un *rush* de adrenalina. Este elemento es muy emocionante, pero no es sustentable. La vibración es necesaria para que nuestro cuerpo amplifique e intensifique la energía orgásmica. Todos queremos vibrar; de hecho las personas que han experimentado esta vibración en nuestras sesiones personales normalmente quieren más. La vibración es el momento profundo que tiene una frecuencia rápida; son las mariposas de la excitación.

Elemento de espasmo

El espasmo es el elemento que puede suceder cuando experimentas las prácticas del *flow*, específicamente el *flow* de respiración. Cuando respiramos con consciencia por largos periodos de tiempo, nuestro cuerpo y energía responden de ciertas formas, lo que puede causar que nuestro cuerpo entre a un estado de espasmo con sensaciones como la distorsión de las muñecas y tobillos, y calambres musculares. Es natural sentir miedo porque no entendemos lo que nos está pasando, no estamos acostumbrados a las sensaciones de la respiración orgásmica.

Si sientes espasmos es importante que pares un momento, respires lentamente, te comas un plátano o tomes agua. Al contrario de algunas filosofías o prácticas, nosotros creemos que no tiene un beneficio real estar en este estado. El espasmo es una transición a otros elementos, no es para jugar con él.

Elemento de la convulsión

Es el movimiento de la energía no refinada y salvaje. Es una energía tan fuerte que puede haber momentos que sean turbulentos o violentos. Es un momento natural que pasa antes de que la energía se instale en el cuerpo. Puede que sientas miedo si no sabes que esto está sucediendo.

Imagina que hay turbulencia en un avión y que tienes miedo porque hay mucho movimiento y sabes que no tienes el control, aunque sepas que nada malo va a pasar. Normalmente, si tomas respiraciones profundas te relajas y las convulsiones se suavizan. Si las llegas a experimentar, significa que hay un movimiento hacia las partes de ti que se resisten a la energía. Hemos sabido de personas que han sentido este elemento por días o semanas, por ello es importante preparar tu cuerpo correctamente para hacer las prácticas y que puedas integrar los movimientos energéticos apropiadamente. El despertar debe ser una experiencia de transformación placentera. Este elemento nos invita a enfrentar nuestros miedos y cuando los sobrepasamos nos movemos al estado sos.

Elemento de la corriente

Este elemento se siente similar a entrar a un río y sentir cómo te succiona y cómo el agua te lleva sin necesidad de que tú hagas algo.

Imagina los fotones de luz que aparecen cuando ves un rayo. La corriente está ahí, sólo necesitas conectar con ella.

En este elemento sentimos diversas sensaciones al mismo tiempo, que nos llevan a esa corriente en la que entramos a un profundo estado orgásmico que se llama SOS. La corriente es un momento mágico de éxtasis puro que se siente lleno de gozo.

Elemento de lo sutil

Lo sutil es una energía profunda con microsensaciones que se distribuyen en el cuerpo causando un *high* natural. Es normal sentir movimientos en el cuerpo porque la energía es dinámica. Con la práctica, tu cuerpo aprende a estar en este movimiento energético que es constante y cambia la forma en que respondes ante el orgasmo.

Explora con lo sutil cuando estés en integración, relajación o en las prácticas de *after glow*. Si observas detalladamente tu cuerpo vas a sentir estos micromovimientos de una forma similar a como si flotaras en un lago que está calmado y en el cual hay movimientos muy sutiles que sólo sientes al flotar. Otra forma de pensar en ese elemento es imaginando que tienes un orgasmo en la parada del camión. El mundo no lo está viendo, pero el orgasmo está ahí. Puedes experimentar con orgasmos sutiles en tu vida diaria y en meditación profunda. Es una práctica increíblemente poderosa para percibir y contener esta energía a la vez que te mueves en el mundo sintiéndote orgásmico, pero invisible. Este elemento es un superpoder.

Explora con los elementos en el autoplacer, las prácticas del *flow* y las prácticas de consciencia orgásmica.

Los elementos también tienen etapas. En un principio es natural sentir mucho estos elementos, pero ya que tengas una práctica constante y te familiarices con ellos, cambia; ya no se sentirán tanto ni serán tan únicos o diferentes. Esto sucede porque la realidad energética ya está instalada y se mueve naturalmente en ti. Muchos de nuestros clientes que están profundizando en sus prácticas llegan con nosotros avergonzados porque creen que ya perdieron su habilidad o se sienten desconectados de la energía orgásmica porque no tienen convulsiones. Lo que les explicamos es que cuando ya te acostumbras a estar más seguido en este estado del ser, tu energía fluye con más sutileza y ya no se siente el cambio tan extremo en tu ser. Si logras manejar dichos cambios, integrarlos y metabolizarlos, se convierten en la norma, y la sabiduría se disuelve en tu consciencia energética. Si no sabes que esto es parte del proceso, crees que ya perdiste esa habilidad. Piensa en la maestría energética como una caminata hacia la cima de una montaña, que puede ser ardua, difícil y llena de retos, y llega el punto en donde quieres rendirte y tirar todo por la borda. Pero cuando menos te das cuenta ya llegaste a la cima y ya estás en otro nuevo nivel al cual te empiezas a acostumbrar. Esto es natural porque nuestro cuerpo siempre busca regresar a una forma neutral y volver a su balance. Lo que realmente está pasando es que te estás preparando para el próximo ascenso energético a una nueva cima de una nueva montaña. Cuando nuestros clientes entienden esta idea, inmediatamente se vuelven más libres y se relajan a la hora de explorar la energía sexual.

PRACTICA

Practica el *breath flow* y el *light flow* para explorar estos elementos. Los puedes encontrar en la tercera parte de este libro y en línea (www.yorgasmic.com). Al terminar, describe cómo sentiste los elementos y cómo fue tu experiencia. Es importante practicar simplemente estando consciente de ellos.

CONSCIENCIA ORGÁSMICA

Es cuando el orgasmo deja de ser una meta y se convierte en una experiencia transformadora. Esta consciencia es la fuente de la vida, a la que llamamos la *fuente de la longevidad*. Las personas que nos conocen piensan que somos más jóvenes de lo que nos vemos, porque nuestra mente es muy flexible y nuestra energía es joven. La metáfora perfecta de cómo vivimos nuestra vida en consciencia orgásmica es compararla con las lianas de Tarzán: nos movemos en el mundo tomando una liana en una dirección completamente distinta a la que pensábamos, pero es una liana llena de energía deliciosa. Nos movemos con gracia y fluyendo de una liana de placer a la otra. Vivir en el placer es la fuente de la juventud.

La consciencia orgásmica nos regala la transformación y la sabiduría. Cuando seguimos la experiencia del orgasmo encarnamos sabiduría profunda y obtenemos muchas respuestas. Cuando nos permitimos estar en el *flow* estamos más alineados con nuestra intuición. Es el momento en que obtenemos una respuesta o un entendimiento más profundo.

Las siguientes prácticas son las lianas que nos ayudarán a crear experiencias multidimensionales de exploración orgásmica energética. Te recomendamos hacerlas en tu propio espacio, usar ropa cómoda, una cobija y una silla si la necesitas. Puedes tomar de 10 a 20 minutos en cada práctica. Las avanzadas se combinan con alguna práctica *flow* y puedes dedicarles 50 minutos. Te recomendamos usar el protocolo Yorgasmic y los *boosts* (meditaciones de entre 5 y 10 minutos) para relajarte e integrar cada experiencia.

Prácticas básicas

Tierra: orgasmo terrenal

Siente tus pies colocados en el piso. Lleva tu consciencia a las plantas de los pies y vas a notar un pulso que las succiona. Así como las raíces de los árboles se nutren de la tierra, nuestros pies hacen lo mismo. Manda estas raíces de energía al centro de la tierra; vas a sentir una pulsación de lava que está en constante pulsación orgásmica.

Deja que esa pulsación se expanda y suba por tus pies; siente la calidad de la tierra y cómo está bien aterrizada. Éste es el orgasmo terrenal cuando estás conectado y expandido al mismo tiempo. Deja que esta sensación energética se mueva y que al llegar a tu centro sexual irradie a todas las partes del cuerpo, desde las puntas de los dedos hasta la coronilla. Ahora siente la sensación en tu boca y percibe cómo se relaja y se mueve. Siente tu lengua relajarse y abrirse; el néctar de tu boca y el agua que de ella empieza a fluir.

Siente cómo se conecta tu centro sexual y que estás pulsando líquido. Respira y haz más espacio en tu cuerpo. Percibe la conexión con esta pulsación orgásmica que sube de la lava de la tierra a través de los pies e irradia a todos los puntos del cuerpo transformándose en fuego, en la pulsación orgásmica.

Haz más espacio en tu cuerpo. Estas pulsaciones son rítmicas y resonantes. Tu orgasmo sigue a la respiración y a la tierra; es un orgasmo enorme, aterrizado, rítmico, profundo y penetrante. Permite que esta energía penetre las partes más profundas de tu psique y que las llene de placer. Entre más conectes con el ritmo de la tierra, mejor te sentirás. Siente cómo tu orgasmo refleja la energía de la tierra y la integra. Respira tres veces aterrizando tu cuerpo y especialmente tu centro sexual. Ahora conecta tu sexo con tu corazón, tu garganta y tu mente. Cuando te sientas listo, lleva tu consciencia de nuevo al aquí y ahora. Quédate con esta pulsación de energía orgásmica en tu cuerpo y continúa esta sensación por el tiempo que quieras.

Aire: orgasmo de cuerpo completo

Piensa en este orgasmo como una brisa fresca en un día caluroso acariciando todo tu cuerpo. Comienza por conectar con tu respiración. Toma una respiración profunda y activa tu energía sexual con el uso de las llaves del orgasmo. Ahora lleva esa energía dirigiéndola a la superficie de tu piel. Los receptores de tu piel sienten la cualidad del placer. Entre más placer, más puedes fluir en el orgasmo del aire. Entre más fluido es el aire, más placer puedes sentir; esto es un orgasmo expandido, que es ligero y natural. Te dará una sensación de meditación profunda con éxtasis. Puedes notar cómo tu identidad se dispersa, esas partes de ti a las que te has apegado comienzan a liberarse y a flotar en el espacio. Permite que esta brisa te expanda y con cada respiración puedes ir más profundo y más expandido simultáneamente. Tu cuerpo se puede relajar en el orgasmo a la vez que tu mente se abre en fluidos. Respira y relájate en esta expansión de libertad y placer. Esta brisa te despierta el deseo, el centro de tu ser. Este aire fluye adentro y afuera de tu ser, cambiando, alterando y después en calma. Respira este aire y siente tu cuerpo ligero flotando en el espacio del aire orgásmico. Respira y permite este fluir expandido. Cuando estés listo, siente tu consciencia regresar al momento presente, te sientes fresco e integrado después del orgasmo de aire que te llevas a tu día a día.

Agua: orgasmo del corazón

Cierra los ojos y respira profundo. Inhala y exhala lentamente contando hasta cinco. Respira de nuevo. Siente esa parte líquida del fluir de tu corazón en movimiento, percibe cómo la sangre tiene su propio pulso. Éste es el flujo del líquido de la vida. Siente el flujo y la pulsación, y empieza a mover tu consciencia más allá del corazón. Siente las capas de emoción que lo rodean, puede ser la sensación de un corazón roto, sentirte solo o tener miedos. Lleva tu atención a cualquiera de estos sentimientos. Siente el ritmo del pulso de tu corazón y cómo se empieza a crear un remolino de energía que se expande y contrae, y llena el espacio a la vez que vas moviendo la energía. Siente cómo el agua fluye y se mete en las grietas del camino llevándole remolinos de energía del corazón.

El orgasmo líquido es similar a conectar con la fluidez y los cambios de las energías, que tienen que ver con nuestras emociones, pensamientos y energías espirituales. Es debido a las emociones que regularmente nos sentimos atorados. Al navegar en un *flow* profundo podemos tomar las emociones que están atoradas y, como el agua, permitir que se muevan de tal forma que sueltan su apego y empiezan a fluir.

Expande tu capacidad emocional en el agua del elemento orgásmico y deja que expanda tu identidad. Entre más profundo fluyas en el agua orgásmica, más orgásmico y fluido te sientes, y esto refuerza tu circuito de cambio. Fluir es vida, el cambio es vida y el orgasmo de agua nos permite fluir en el *flow*.

Siente el movimiento de tu cuerpo en ese fluir, permite que tu cuerpo físico haga cualquier ajuste que necesite para ir más profundo y llenar los lugares que aún no han sido tocados en placer y libertad. El flujo líquido orgásmico nos permite estar en el *flow*.

Siente el líquido llenar todo tu cuerpo y generosamente espárselo a toda la gente que te rodea y deja que llene el espacio en el que estás ahora.

Conecta esta sensación con tu pulsación del corazón y pulsa con él. Deja que toda la energía regrese al aquí y ahora, integrando este orgasmo para tu bien personal y tu mejor crecimiento. Cuando estés listo abre los ojos.

Fuego: el orgasmo remolino

Cierra los ojos, lleva la consciencia a tu cuerpo y siente el elemento del fuego en la espina dorsal y en el plexo solar. El fuego tiene un movimiento como de remolino que es natural, dinámico y caliente. En este movimiento está su poder. Imagina que el fuego es el combustible de un cohete, y el fuego se dispara hacia afuera. Siente esta sensación en el movimiento de tu cuerpo. Ésta es una práctica dinámica que está conectada con el ave fénix, la creación, la co-creación y la reclamación. Siente tu cuerpo envuelto por este remolino de fuego. Abre tu corazón a este movimiento para que el poder esté conectado a tu corazón. El fuego se extiende hacia él y sale por las palmas de tus manos, que son el lugar de la manifestación y la creación. Podemos dirigir esta energía del fuego orgásmico en el espacio para que podamos crear, reclamar y recrear.

Toma otra respiración profunda. Deja que la llama se expanda y llene tu estómago y tu centro. Relaja los genitales y el ano. Deja que aflore la sonrisa de la vagina o la del pavorreal —que veremos más adelante— y deja que las llamas bailen con esa sonrisa.

Hay un gozo en crear con el fuego porque éste recrea y destruye simultáneamente. El punto dulce es encontrar el balance entre crear y reparar, y mandar el exceso de energía al vortex en la tierra. Conecta con una bola de fuego que está en el centro de la tierra, siente el remolino y su habilidad de disolver lo que sea y crear lo que sea.

Sube esa energía y conéctala con tu centro y tu llama interna; abre tu garganta, súbela a tu mente y suelta todas las creencias y pensamientos que limitan tu capacidad de experimentar el fuego del orgasmo y el placer. Este fuego se mueve en ti en una danza transformadora que es deliciosa. Respira profundo y cuando estés listo abre los ojos.

Éter: el orgasmo dinamita

Podemos usar esta técnica donde sea para sentirnos increíblemente bien en nuestro cerebro y cuerpo. Es un orgasmo rápido y poderoso.

Cierra los ojos, toma una respiración profunda y conecta con tu cuerpo. Nota tus piernas, pelvis y cadera. Siente tu espina dorsal desde el coxis hasta la coronilla. Respira y siente tus órganos genitales. Conecta con ese pequeño lugar que te da mucho placer. Imagina la punta de tu pene o de tu clítoris como un parte muy sensible, como si fuera la punta del dedo que se extiende directamente al cerebro y que pasa información sensorial en nuestro ambiente sexual.

Ahora imagina que esta punta está envuelta en un hilo dorado de luz pulsante que viaja al cerebro. Imagina esa pulsación de placer que va y viene. Toma otra respiración y nota la pulsación despertando algo más profundo dentro de ti. Deja que esta sensación salga del cerebro y se expanda por todo tu cuerpo.

Siente el brillo de la punta de tu clítoris o de la punta de tu pene que se conecta ahora con la parte trasera del cerebro. Nota cómo tu cerebro se despierta y manda ese placer de regreso a la punta del sexo y circula de vuelta hacia el cerebro, creando así el círculo dorado del placer.

Regresa la consciencia a tu cuerpo distribuyendo el placer a los brazos y a las piernas. Siente los pies en el piso conectados con la tierra. Toma una respiración profunda e integra esa energía y el placer a tu cuerpo. Cuando te sientas listo, abre los ojos.

Prácticas avanzadas

SOS

Una de las experiencias más importantes de la vida es el rendirte al sos, que es un reinicio cósmico, el cual se puede sentir en el vehículo que llamas cuerpo. Tú vives en tu cuerpo, pero también dentro de los límites de las creencias que te dieron tus papás, círculos sociales y cultura.

El sos es el trampolín que te lleva más allá de lo que sabes y que fluye dentro del espacio de lo desconocido. Muchas veces la vida se siente como si te hubieran revolcado del fondo del mar hacia la superficie con movimientos de deseos reprimidos y normas sociales. El sos es recordar y volver a reconectar con el océano orgásmico de la vida, que es en donde sobresalimos. Es expandirnos más allá de nuestra capacidad de placer en una experiencia que es la esencia de lo que es vivir en el flujo espontáneo de la vida.

SOS significa un orgasmo espontáneo en el fluir energético; es una terapia que surgió en una sesión de consciencia orgásmica como una sabiduría directa de la fuente que se permeó de una forma intuitiva en mi consciencia.

Descubrimos que el sos es la continuación del *flow* y que es un espacio que puede ser usado como una terapia para reparar, balancear y abrir. Nos divertimos mucho usando también esta terapia para continuar el placer expandido y los multiorgasmos. sos es la terapia estrella de nuestras sesiones privadas y que eventualmente queremos enseñar para que las personas puedan usarla en sí mismas, con sus parejas o amigos.

SOS es diferente a otras terapias porque usamos todas las energías que están disponibles para nosotros: la cósmica universal, la energía terrenal, la fuerza de los cinco elementos, la energía de vida y nuestra propia energía orgásmica.

Muchas veces nos sentimos rotos o que tenemos hoyos o fugas en nuestra energía. La reparación es la habilidad de llenar esos vacíos. Por eso no le llamamos terapia de sanación. Imagina que una llanta de tu carro está ponchada, no la sanas, la reparas, ¿cierto? Esto es lo que hacemos en sos. En sos podemos reparar porque entendemos que pudimos haber tenido creencias más libres y sanas. Con el sos hacemos un cambio y reparamos nuestras relaciones porque en el fluir no existe el tiempo y espacio; puedes ir al pasado para aceptar el costo del daño y entender que tal vez no se puede olvidar, pero sí reparar. Esta idea nos permite vivir con más poder y sabiduría, y la podemos aplicar en cualquier área de nuestra vida. Asimismo, puedes sentir destellos de sos en otras prácticas.

El orgasmo de cuatro horas

En el orgasmo de cuatro horas sólo debes tener la intención y estar abierto a la reparación y permitir que todas las energías le den acceso a tu ser para crear los cambios que quieras. Es extender el placer, es el surfear, cachar y expandir la ola por más tiempo. En ese momento tu energía está reparando, porque el orgasmo sigue activo. Cuando aprendes a contener tu energía puedes estar caminando en el mundo externo con el *flow* orgásmico moviéndose en tu mundo interno. Hay muchas formas de extender el orgasmo de cuatro horas. Por ejemplo, durante el tiempo que escribimos este libro estuvimos en este orgasmo enfocando la energía en la creatividad y en el desarrollo de las ideas. Este orgasmo puede suceder en las prácticas de *breath* y *light flow*, y en los orgasmos energéticos.

El orgasmo del cerebro

Para los que están interesados en orgasmos en el cerebro, es importante entender un poco cómo funcionan para que cuando los experimentes sepas lo que está pasando y no te asustes, ya que te hacen ver colores, visuales, fractales y muchas veces se crea un espacio en donde no hay identificación con tu ego. Esto significa que se puede sentir como una meditación profunda en donde ya no estás presente en tu cuerpo físico o logras entender lo que sucede. Tu observador no está porque estás solo en el ser.

Físicamente sucede que las neuronas tienen axones que son cables largos que nos retroalimentan acerca de nuestro ambiente externo. Con el tiempo, las células gliales envuelven el axón y forman la vaina de mielina, que es una especie de insolación de grasa que aumenta la eficiencia y la velocidad de las ondas que se mueven arriba y abajo del axón. Nosotros no nacimos con esa insolación, la desarrollamos con el tiempo cuando repetimos el mismo canal neurológico. La punta del pene y la punta del clítoris están al final de uno de estos cables largos del cerebro, lo que nos da la oportunidad de crear un canal de placer directo del pene y del clítoris al cerebro. Cuando tenemos un orgasmo de este tipo lo que hacemos es llevar esta energía de nuestros genitales visualizando cómo sube al cerebro. Puedes usar la misma práctica del orgasmo dinamita pero manteniendo la respiración en el cerebro de 12 a 14 segundos, tres veces.

La consciencia orgásmica es para que tú la descubras, explores y disfrutes.

TERCERA PARTE

FLOW

EL LENGUAJE DEL TACTO

El tacto es un superpoder sensorial y una puerta a la intimidad y a la realidad energética; es el lenguaje de los sentimientos. Cuando nos tocan sentimos, y cuando sentimos sabemos que estamos vivos. Este idioma se desarrolla cuando tomamos consciencia de nuestro cuerpo físico, el cual se expresa como un lienzo de nuestros miedos, mitos, creencias y sentimientos, que son los tonos del placer y del dolor.

Cuando alguien nos toca no sólo está tocando la barrera superficial de nuestra piel, está tocando nuestros músculos, órganos, emociones y corazón, de modo que abrimos nuestros sentimientos y nuestro placer divino.

El tacto tiene un lenguaje que necesitamos aprender a hablar y que tenemos que estar abiertos a escuchar. Es el sentido que usamos para acceder, activar, distribuir, reparar y estimular el cuerpo y la energía. Es una llave poderosa que abre todo nuestro potencial de expresarnos y movernos libremente. El lenguaje del tacto es una extensión intuitiva de nuestra esencia y una expresión del amor.

No obstante, es un sentido mal entendido, al cual no le damos la importancia que merece. Desafortunadamente, los humanos no han sido entrenados en el tacto y tocan sin intención y de una forma torpe y rara. Nos han enseñado que el tacto no está permitido o que es una ofensa y que sólo se puede usar con mucho cuidado, ya sea para confortar a los miembros de tu familia o en un servicio que un terapeuta provee. Sólo tocamos si estamos en relaciones románticas y cuando tenemos sexo, razón por la cual pensamos que el tacto es sexual, ya que es la única forma socialmente permitida.

Las personas son muy cuidadosas cuando tocan a sus amigos o familia de una forma no sexual. Este cuidado es producto de miedos que crean duda e inseguridad al tocar. Nos sentimos incómodos al tocar a nuestros seres queridos, y ni se diga a los extraños. También nos incomoda y nos sentimos raros al tocarnos a nosotros mismos. Esto sucede por la mala programación que avergüenza al sexo y condena el tacto. Tales creencias nos hacen darle tanto significado a este sentido que nos confundimos, avergonzamos o nos sentimos culpables al tocar, de modo que se crean las excusas que tenemos para no hacerlo.

Usa tu consciencia erótica cuando pienses que no hay tiempo para tocar o que el tacto es sólo sexual; deja ir estas narrativas por el vortex y que se derritan.

Si piensas que tu pareja está tocando a alguien más, esto te provoca celos, cólera e incluso locura al asumirlo como un hecho. Tenemos clientes que viven en esta narrativa y cuyas parejas no les dan permiso de ir a un masaje porque lo consideran una infidelidad.

Los humanos estamos diseñados para tocar y ser tocados con frecuencia, por lo que la falta de tacto nos desconecta y causa sentimientos de soledad, tristeza y depresión, porque es natural para el cuerpo humano tener conexión y contacto.

En un nivel fisiológico, necesitamos el balance en nuestra química cerebral. Uno de estos químicos es la oxitocina, que crea una sensación de seguridad, confort y bienestar en nuestra mente y cuerpo. La oxitocina es conocida como la hormona de la conexión, pues nos hace sentir que creamos un lazo de amor y que no estamos solos en el mundo. Los humanos no tenemos la dosis completa de esta hormona porque falta el contacto; sin embargo, es posible activarla con 10 minutos de abrazos o diferentes tipos de tacto al día. Cuando tenemos la dosis se balancea nuestra química y podemos obtener todos los beneficios de esta hormona.

En uno de nuestros retiros le pedimos a una mujer que nos ayudara a demostrar el ritual del abrazo. Noté su resistencia, pero al final se colocó frente a mí. A los 10 segundos de haberla abrazado ya estaba llorando y sentí que su cuerpo empezaba a disolver capas de dureza y a suavizarse. Al final de la demostración le compartió al grupo que no podía creer que en un abrazo de cinco minutos hubiera dejado ir tantas emociones reprimidas y que se sentía más libre y ligera. Ese abrazo de cinco minutos fue una experiencia transformadora para ella que creó un grado de cambio en su vida.

En las prácticas de intimidad energética pueden suceder cosas que no están en nuestro control, ya sean nuevas sensaciones, sentimientos, soltar emociones, darle libertad a la energía o sentir mucho placer. El tacto es sanador y es el sentido al que nos tenemos que rendir y ante el cual debemos bajar nuestro sistema de defensa.

A continuación te compartimos los puntos clave del lenguaje del tacto, que es una forma de comunicarte a través del cuerpo sin expresión verbal, y los principios para que puedas tener la seguridad de explorar y sentir.

PUNTOS DEL TACTO YORGASMIC

Comunicación

Las pláticas de descubrimiento y exploración son importantes para tener buena comunicación y compartir cómo quieres tocar o ser tocado. Es crucial que establezcas tus límites y encuentres con precisión qué tipo de tacto estás dispuesto a explorar en cada práctica.

Estar cómodo en lo incómodo

Entiende que muchas emociones o pensamientos pueden salir a la superficie y te pueden confrontar. Te puedes sentir incómodo antes de que sea placentero. En esos momentos respira esa emoción y toma un instante antes de regresar a la práctica.

Relajación

Cuando tocas te tienes que sentir cómodo y relajado, ésa es la clave para que el tacto se sienta bien. Si estás tenso o tienes dudas, la otra persona puede sentirlo. Cuando nos sentimos seguros podemos relajarnos, recibir y rendirnos.

Conecta con la realidad

Cuando tocamos con consciencia de nuestro cuerpo y el movimiento energético, el tacto se siente mucho mejor. Si estamos conectados con nuestro cuerpo el tacto se va a sentir delicioso, ya que lo estamos haciendo con todo nuestro ser. La realidad es estar presente en cada movimiento que haces con el otro. Si notas que te desvías hacia tu mente o te llegan los pendientes, respira y regresa al momento real. La insensibilidad o no sentir nada pueden suceder por una desconexión con el cuerpo y la realidad.

Intención

La intención es necesaria para magnificar las sensaciones que produce el tacto. Si lo que quiero es hacerte sentir bien porque tuviste un momento difícil o algún miedo, te voy a tocar de una forma muy distinta a si quiero excitarte. Sé consciente de tu intención y de la persona o situación que tengas en el momento.

Consciencia erótica

La consciencia erótica se expande a través del tacto y sucede a niveles micro y macro. Al hacer consciencia de nuestro cuerpo en el tacto íntimo podemos dejar ir una meta o expectativa y eso nos abre un nuevo espacio para descubrir sensaciones y sentimientos que nos den altos niveles de placer.

Limpieza

La limpieza e higiene es una forma importante de practicar el amor personal y el autocuidado. Estar limpios es un principio básico para el juego, el sexo y las prácticas de tacto. Este protocolo incluye lavarte las manos o de preferencia tomar un baño antes de jugar. Que tus uñas estén limpias y no lastimen al tocar. Que el aliento y olor corporal sean agradables.

La limpieza es importante para que podamos soltar, rendirnos y estar seguros. En las prácticas íntimas no queremos estar distraídos porque hay algo físico que no está en orden.

Despacio

El secreto para que el tacto se sienta increíblemente bien es bajar la velocidad. Tenemos la tendencia a tocar con prisa, pero cuando vamos despacio podemos ser más intencionados y conectarnos con este lenguaje. Si bajas la velocidad te garantizamos que vas a sentir más placer y apertura.

Intuición

Podemos usar nuestra intuición cuando nos entrenamos para escuchar a nuestro cuerpo y al cuerpo de los demás. Si escucho lo que necesito, o lo que el otro necesita, la intuición permite que el cuerpo nos guíe y que las manos puedan ofrecer lo que buscamos.

Si dejamos ir las expectativas podemos conectar con el movimiento espontáneo y creativo. Eso comienza estando abiertos a la fluidez de la vida y al tocar sin la necesidad de controlar el destino. Permite que tus manos te guíen y no pienses en tocar, sólo hazlo.

Deja los genitales al final

Nos han entrenado a apurarnos en los juegos previos para llegar a los genitales o a la penetración. Lo que hemos experimentado son cinco minutos de besos y nuestra atención se va directo a los genitales con el tacto y estimulación fuerte. Te sugerimos que en el futuro del sexo procures disfrutar de este lenguaje expresado en la totalidad de tu cuerpo y que tomes tu tiempo para explorar y descubrir con tus sentidos. Tu cuerpo va a responder mucho mejor al tacto y aprenderás a encontrar el momento de tocar los genitales.

MODALIDADES DE TACTO

Nutritivo

Centro de comando: Dar y recibir; directo y receptivo
Intención: Seguridad, confort, sanación, sostener
Tacto: Suave con una presión ligera
Sensación: Cálida y suave

El tacto nutritivo es lo que usamos como una forma de ritual para abrir y cerrar nuestras prácticas y *jams* energéticos. Lo utilizamos para sostener la energía y darle atención específica a un lugar. Puedes colocar ambas manos en los hombros de la persona o en algún centro de energía para iniciar la sesión. Una forma hermosa de comenzar el contacto genital y el sexo es colocar una mano en los genitales y la otra en el corazón antes de cualquier estimulación. Esta forma de tocar conecta la energía de la vulva o el pene al corazón y crea una sensación de seguridad que genera más espacio y apertura.

Packing

Centro de comando: Dar y recibir
Intención: Sostener, dar seguridad, contener
Tacto: Presiones ligeras con toda la palma de la mano
Sensación: Contenido, seguro

Este tacto es importante para conectar con tu cuerpo y sentir amor personal. Imagina que estás haciendo una tortilla y le das forma presionándola ligeramente pero con firmeza. Si la aprietas de más, se puede romper. Usa el *packing* en el autoplacer y cuando quieras contener a otra persona; te ayudará a calmar el sistema nervioso y los ataques de pánico.

Energético

Centro de comando: Penetrativo y receptivo; directo y permitir
Intención: Mover, reparar, limpiar la energía, fluir
Tacto: Deslizar haciendo ondulaciones, barrer, subir y bajar la mano por el canal central; no es tacto físico, es a unos 10 o 15 centímetros del cuerpo
Sensación: La percepción de elementos orgásmicos y sentimientos espontáneos

Usamos este tacto cuando queremos conectar el cuerpo con las sensaciones de la energía. Ya que movemos la energía con nuestras manos, sin contacto físico, podemos usarlo para explorar los comandos y los principios de energía.

Lo utilizamos en las prácticas de intimidad energética y para dar nuestra terapia de sos. También puedes usarlo al principio de un masaje o antes del sexo para conectar con la energía de tu pareja. Puedes barrer su campo áurico. Es una sensación hermosa y lleva la consciencia erótica a la realidad energética.

Despertador

Centro de comando: Dar y recibir; directo y permitir
Intención: Sensual, juguetones, provoca sensaciones y sentimientos
Tacto: Suave, con las yemas de tus dedos, como una pluma; muy despacio
Sensación: Efervescente, cosquilleo, la piel se eriza

Este tacto es hermoso para despertar los sentidos y usarlo en un masaje o en *jams* energéticos.

El despertador activa nuestros sentidos y la sensibilidad. Se puede usar de una forma no sexual para apapachar a alguien, o de una forma juguetona y erótica para aumentar el placer, sobre todo cuando lo mezclas con el tacto sensual o sexual.

Terapéutico

Centro de comando: Dar y recibir; dirigir y receptividad
Intención: Confort, reparar, sanar, sostener
Tacto: De presión media a alta con diferentes técnicas y velocidades
Sensación: Cálido, liberación de dolor, intenso y relajación

Este tacto es terapéutico de dos formas: como una extensión de nuestro acceso a la energía del cosmos y de la energía de vida que transmitimos con la mano a los puntos a donde nos lleva la consciencia erótica; o puede ser usado como una técnica para disminuir el dolor y el estrés físico. Puedes practicarlo en un masaje o en la terapia sos.

Sensual

Centro de comando: Directo y permitir; penetrativa y receptiva
Intención: Erótica, seducción, juguetona, exploradora
Tacto: Presión baja a media; deslizar en movimientos suaves
Sensación: Cambios de temperatura, principio de excitación, relajación y apertura

El tacto sensual es una forma lenta de explorar y despertar las sensaciones eróticas con suavidad. Utiliza este tacto para ayudar a que tu pareja se relaje con un masaje sensual o para activar su energía sexual con un masaje erótico. Es delicioso usar este tacto al tener sexo. Las mujeres en especial disfrutan de este tacto para excitarse.

Sexual

Centro de comando: Dar y permitir; penetrativo y receptivo; directo y permitir
Intención: Seductor, erótico, estimulación y excitación
Tacto: Presión media, sostener gentilmente, apretar ligeramente, deslizar intensamente; con movimientos suaves
Sensación: Temperatura caliente, excitación, elementos orgásmicos y fuego

El tacto sexual no debe de ser ni brusco ni fuerte; ésta es una creencia incorrecta. El tacto sexual tiene diferentes intenciones y tonos porque la energía sexual también los tiene. El secreto es la intención. La comunicación en este tacto es importante para que podamos expresar cómo se siente, si te gusta o disgusta.

Nuestras prácticas nos van a sintonizar con nuestra pareja, y con la intuición vamos a saber qué presión o movimiento necesita para excitarla y activar la energía sexual. Podemos usar este tacto para crear una atmósfera muy sexy, aunque no vayamos a tener sexo. Practica en tus sesiones de autoplacer y con tu pareja.

Solar

Centro de comando: Dar y permitir
Intención: Regalo, infinidad, abundancia, generosidad
Tacto: Presión media, apretar ligeramente, sostener, empujar, intenso; con movimientos suaves
Sensación: Temperatura caliente, excitación, elementos orgásmicos, fuego

El tacto solar representa la idea de que hay energía infinita en el mundo y que somos una vasija infinita que puede regalar tal energía a los amigos, a los amantes y a la familia. Imagina que hay una apertura que va directo al sol y que tú estás succionando esa energía a través de ti. La energía sexual empieza a circular y baja desde el cosmos a tu raíz conectando con el vortex y vuelve a subir al cosmos. Esta energía se queda en constante movimiento. Ahora visualiza que se están creando dos bolas de sol en las palmas de tus manos; ya que las veas, usa el tacto para regalarlas. Al terminar el intercambio regresa toda la energía a tu centro y toma tres respiraciones profundas. El tacto solar es un regalo para que las personas se sientan llenas de poder y que la conexión tenga un flujo energético.

PRACTICA

El masaje es una forma perfecta para conectar y despertar los sentidos lentamente. Hazlo con consciencia y observa qué sensaciones surgen y cómo responde el cuerpo. Si percibes un lugar que está dormido o sea insensible, respira profundo y permite que el placer salga de otras partes del cuerpo y que se mueva a esa dirección. Si sientes placer puedes usar las llaves del orgasmo para tener más placer expandido.

INTIMIDAD ENERGÉTICA

La intimidad energética es la habilidad de conectar con las personas con consciencia de quién eres y lo que sientes; estar presente con el espacio a tu alrededor y de las sensaciones que tienes al sentir a otros.

Nuestra consciencia erótica y autoconocimiento son importantes para crear relaciones exitosas y experimentar la intimidad energética. Esto nos va a permitir acceder al tono y a la esencia de las personas y conectar con profundidad.

La intimidad energética implica tomarte tiempo para verte a ti mismo y a tu pareja. Tú experimentas cierto sentimiento cuando te ves a ti mismo en el espejo, ¿cierto? Cuando estamos en conexión queremos estar conscientes del sentimiento y las sensaciones que tenemos al ver al otro. La intimidad energética te da las herramientas para que tengas la información necesaria para saber cómo y de qué forma relacionarte.

Lo que realmente queremos como seres humanos es ser vistos por quienes somos y poder ver a los demás con esa claridad. Estamos cansados de pretender ser alguien que no somos, que es la causa del drama, la confusión y la falta de claridad que nos hace muy difícil ver la esencia de la persona. A qué nos dedicamos, nuestra edad, lo que nos gusta, nuestras metas —que son los temas que usamos para conocer a los demás— no son nuestra esencia; nuestra esencia es simple: es la combinación de cualidades, atributos y la energía de nuestros deseos, lo cual nos da nuestra firma y tono energético. Este tono es lo que queremos descubrir y lo que realmente nos prende de otros.

En la intimidad energética mantenemos las cosas simples y usamos la comunicación no verbal para descubrir la esencia que queremos capturar de los demás. La simplicidad nos permite encarnar nuestra esencia y es lo que nos da el acceso al otro. Nos da la capacidad de ver la naturaleza de la conexión y responder de acuerdo a ella. Si no estamos conectados desde este espacio, puede que queramos construir una relación o crear una experiencia energética y no podremos, ya que nuestras ideas y creencias interfieren. Puedes sentir atracción o que se trata de una buena conexión, o pudo haberte gustado el *jam* o el sexo y ya no se repite porque tu mente entra a decir que no. Esto te frustra y desilusiona, porque no es lo que realmente quieres, es lo que tu mente dicta.

Alguna vez le pregunté a un cliente que llevaba un par de años en celibato que por qué no tenía sexo. Me comentó que lo que él realmente quería era una conexión profunda e intelectualmente compatible para poder tener sexo. Y siguió con la queja, generalizando que no hay mujeres en el mundo que tengan lo que necesita para tener sexo. ¿En serio? ¿No hay nadie en este mundo? Él se quedó pensando unos minutos y su respuesta fue: "Pues sí, conozco a dos mujeres".

¡Cuántas veces nos compramos ideas que son incorrectas! En este caso, lo que le preguntaría a mi cliente sería: "¿Qué es lo que te detiene para conectar?". Estamos viviendo en un tiempo en donde los seres humanos son muy absorbidos y están muy ocupados para crear conexiones profundas. El trabajo, los *hobbies* y los proyectos toman todo nuestro tiempo. Nos relacionamos superficialmente con personas del trabajo o nos involucramos en relaciones que no nos pueden dar lo que queremos. Tu vida íntima es sólo con tu esposo o esposa, hijos y algunos parientes lejanos. Culturalmente no tenemos la prioridad de cultivar las relaciones con nuestros seres queridos o con personas que no quieren nada de nosotros. Es muy doloroso, por ejemplo, insistirle por meses a un amigo para que haga espacio para verte; es muy triste tratar de agendar una cita con alguien que te gusta y que amas y no te hace caso. Las personas que sí tienen la prioridad de tener intimidad en su vida eventualmente se cansan de conectar con personas que no la tienen, lo que crea un problema porque estas personas son las que nos pueden abrir la puerta de una intimidad energética que no hemos experimentado. Sin embargo, es importante entender que desafortunadamente la intimidad no es la prioridad para la mayoría de las personas; los humanos están más preocupados por sus amigos virtuales que por sus amigos reales.

Hay tantas excusas para no conectar… No queremos hacerlo porque la persona no tiene todo lo que está en nuestra lista o por las expectativas que tenemos o porque el miedo y la mente interfieren en tomar la decisión de conectar. No conectamos porque nos da miedo el compromiso o porque para tener intimidad necesitamos tener sexo y a veces no queremos. Cuántas veces quieres compartir un momento dulce con alguien, ya sea un abrazo, cucharear o darse un masaje, y no pasa nada porque los humanos le buscamos significado a todo. Entonces creemos que hay que conectar con todas las ideas que tenemos de las relaciones y que la intimidad es acerca de tener sexo o no hay nada. Esta polaridad nos frustra, irrita y lastima nuestra vida íntima porque interfiere con la forma natural de conexión. Las maneras que usamos para relacionarnos actualmente están llenas de creencias y miedos que nos provocan mucha presión, y nos conducen a cerramos al placer y a la diversión. Creemos que las personas nos presionan porque quieren algo más, pero la realidad es que nadie te puede presionar, son tus creencias las que lo hacen.

En la intimidad energética no hay presión porque no hay una meta. La idea es explorar las distintas formas tan deliciosas que hay para conectar, que en muchas ocasiones van más allá del sexo y la penetración. Si decides que quieres tener sexo tampoco hay presión, porque no tiene significado a futuro, es ir creando una conexión en el momento con un formato claro y comunicación de nuestros deseos y ver hacia dónde nos lleva. De esta forma podemos ser libres de experimentar el amor y la conexión a donde el flujo energético nos lleve.

ETAPAS EN LAS RELACIONES

En la intimidad energética nos damos permiso de aceptar nuestro poder sexual y este acto nos hace compasivos y valientes para poder comunicarnos con nuestras parejas sexuales. Pasamos por cuatro etapas en las relaciones en donde discernimos y elegimos con quién queremos navegar la profundidad de las aguas:

1) Atracción: Cuando una persona tiene interés o siente placer con alguien más. Es el hecho de que te guste alguien físicamente, su mente o estilo único.

2) Química: Es la atracción y deseo mutuo que crea una chispa entre dos personas. Es el deseo de tener sexo o un intercambio energético.

3) Intimidad: Construir una conexión que tiene química por periodos largos de tiempo. Es una relación en donde te une algo más que el sexo.

4) Intimidad energética: Representa la unión y experiencia pura de la conexión sin identidad. Es la fusión de cuerpos y energías sin forma. Una relación que va más allá de nuestras personalidades. No hay nada más espiritual que esto.

RED ÍNTIMA

Una red íntima es un grupo de distintas personas con las cuales estamos alineadas para compartir sexo, *jams* energéticos, prácticas íntimas y conexiones profundas. Esto se logra mediante la habilidad de compartir las diferentes cualidades de nuestro ser con distintas personas en nuestra libertad y poder. La red es creada para vivir en plenitud, cubrir nuestras necesidades básicas y explorar nuestros deseos. Querer esto es totalmente natural, pues es poco real pensar que sólo una persona va a cubrir todo lo que necesitas o quieres en la vida. Es como querer a mi mejor amiga que me escucha y entiende emocionalmente y al protector en el mismo cuerpo. No existe esta persona, es un híbrido.

Imagina que tu lugar favorito en donde venden el mejor pastel de chocolate que has probado cierra y ya no vuelves a comerlo. Los humanos tienen la tendencia a correr por esa pieza de pastel y una vez que la tienen piensan que será para la eternidad. Lo que no aceptamos es que nuestro paladar puede acostumbrarse al pastel de chocolate, pero tenemos la habilidad de, simultáneamente, disfrutar el pastel de chocolate, el de vainilla y el de moras. Tu paladar se acostumbra a más sabores y empiezas a amar y apreciar otros pasteles. Esto es lo que el sexo y los *jams* hacen: nos abren puertas para valorar las cosas bellas de la vida y la diversidad de personas en nuestro mundo.

Una red íntima es una forma hermosa de vivir apoyados, nutridos, apreciados y amados por otros, en donde podemos ser generosos y vivir en abundancia con nosotros mismos y los demás.

Para crear esta red es importante entender que estar en cualquier relación surge de la habilidad de que nuestra prioridad sea estar en una relación con nosotros mismos y aceptar nuestro poder y energía sexual. La relación primaria y el amor más importante es el nuestro. Al ser conscientes de que nuestro trabajo es amarnos, nuestra copa energética está llena.

Muchas mujeres creen en la historia de que deben esperar a que el hombre las salve y solucione sus problemas. La cuestión es que se sientan a esperar a que llegue su unicornio mágico sabiendo que los unicornios no son reales. Las mujeres se enamoran de una idea que evita que puedan ver la realidad del hombre que tienen frente a sí. Al conectar con tu poder sexual es cuando sabes que eres un adulto espiritual que está en relación consigo mismo y con los demás. Desde este espacio puedes ver la realidad.

Desafortunadamente, la presión de la sociedad para estar en una relación es terrible, y más para las mujeres. La presión de encontrar a un hombre es fuerte, pero mantenerlo a tu lado es todavía más. Es muy interesante escuchar las razones de las mujeres por las que no quieren conectar o tener sexo. Para la mayoría es debido a que las cosas que quieren son ideas, y para las demás es a causa de sus creencias. Esto nos da menos posibilidades de conectar. Si mis estándares son altos, ¿cómo puedo bajarlos para conectar? ¿Qué creencias interfieren para conectar y tener sexo?

Para que una mujer tenga sexo necesita enfocarse en su placer sin vergüenza y practicar en mejorar sus relaciones. El problema es que nadie cuestiona el mito y la forma actual de ver las relaciones: "Si algo no funciona es por culpa de la mujer, ya que hizo algo malo". Esto causa niveles tan profundos de vergüenza y dolor que te cierras a relacionarte, erradicas a los hombres y mujeres de tu vida y en ocasiones hasta el sexo.

Creemos que no relacionarnos o no tener sexo es el comodín para no sentir dolor. Lo que hay que entender es que es una creencia incorrecta. El sufrimiento sucede porque tienes las mismas creencias acerca del sexo y de las relaciones que siempre has tenido, no por el sexo o la relación en sí. El grave problema es que te conviertes en un humano con una energía sexual dormida: no juegas, no tienes orgasmos, no te masturbas y no tienes penetración.

Sin embargo, somos animales sexuales que queremos y necesitamos sexo, y aunque esto es un hecho, pretendemos que tenemos que trascenderlo ya sea en nombre de Dios, Jesús, un gurú o por una idea incorrecta.

Vivimos en un mundo en donde la gente aprendió a cortar con su sexualidad y no la acepta. Como resultado hay escándalos en todo el mundo por comportamientos inapropiados que son espantosos. Si aceptamos nuestros deseos, nuestro poder sexual y aprendemos a comunicar lo que queremos, podemos comenzar a construir una red en la cual vivamos sexualmente radiantes como seres humanos.

En una red íntima sugerimos tener relaciones de mediano y largo plazo, ya que toma tiempo ir a fondo y se necesita para tener una exploración transformadora. Cuando estás buscando una pareja con la que puedas jugar o tener sexo, lo que estás buscando es a alguien que esté abierto y disponible. Por ejemplo: si tú le compartes a esa persona que quieres que te penetre mientras te masturbas con un juguete, ya estás cambiando el enfoque de que el pene no es el centro del universo y que lo tuyo es maximizar el placer expandido.

El sexo y la energía son dos formas de juego humano y el juego es esencial para el bienestar. Si dejáramos a un lado la moralidad y fuéramos más libres como nuestros primos los bonobos, podríamos tratar el sexo como un juego y forma de conexión; podríamos conectar con otras personas que estén interesadas en las mismas ideas y disfrutar del momento.

¿Cómo elegimos a nuestras parejas de juego y sexo? ¿Cómo tenemos experiencias placenteras y evitamos el mal sexo? A continuación te damos las claves que te ayudarán a alinear todo tu ser para que puedas discernir y crear relaciones plenas.

¡ALINÉATE PARA CONEXIONES EXITOSAS!

Llena tu copa sexual

La copa sexual es la vasija en donde activamos y contenemos nuestra energía sexual. Cuando tu tasa está llena, estás feliz y el amor externo es sólo un complemento. Llenas tu copa del placer al relacionarte con tu cuerpo con devoción, exploración y atención sexual. Es muy divertido jugar y conectar con personas que tengan su copa llena, ya que se vuelven conexiones profundas que te satisfacen porque están basadas en la idea de que el universo es infinito y que el amor es abundante. Las conexiones son hermosas y suman otra dimensión a tu calidad de vida. El acto de sentir amor y excitación es suficiente, no tiene por qué pasar otra cosa.

Usa la comunicación como un filtro

La razón por la cual hablamos es porque la comunicación se convierte en un filtro. Cuando estoy consciente de la forma en la cual me comunico, estoy filtrando a la gente que no es abierta o que no sabe comunicarse. Si hay vergüenza, culpa o miedo en una conversación acerca de la sexualidad, estás filtrando posibles dramas y te estás ahorrando burocracia emocional. Si la persona con la que quieres conectar no puede tener conversaciones acerca del sexo o de la relación, no va a salir bien. Si al hablar no pone atención o evade la conversación, probablemente no te va a coger bien y no sabrá relacionarse porque no va a saber cómo responder, ya que no sabe lo que quieres o no podrá escuchar tus necesidades.

La comunicación es importante para que ambas partes compartan sus deseos y límites. Te recomendamos que practiques escuchar. Es tiempo de que te vuelvas un experto en comunicarte. Puedes practicar con tus amigos y amantes de confianza, y cuando te sientas más cómodo, hazlo en una relación para discernir a qué nivel la quieres llevar. Nota si la comunicación es clara, precisa y fácil. Sé gentil contigo mismo, ya que pueden surgir emociones que te incomoden, y pulir este atributo toma su tiempo.

Discernir

Rodéate de gente que sea amable y amorosa. Normalmente, las cosas que queremos de una pareja o amistad son tan superficiales que no vemos la esencia y los atributos que en realidad se alinean con nuestros deseos. Pregúntate: ¿Cómo sería estar en una relación saludable? ¿Cuáles son las cosas que definitivamente no quiero? Si quieres una pareja con la que practiques la aceptación radical, ésta sí sería una verdadera pareja. Si quieres relacionarte de esta forma tienes que elegir individuos que tengan una mente abierta para tu red íntima y que te apoyen en tus deseos.

Explora la naturaleza de la conexión

Estar en nuestra consciencia erótica y en la realidad nos ayuda a tener la claridad de saber cuál es la naturaleza de la conexión y en qué puntos nos encontramos con la persona. El punto de encuentro puede ser la conexión energética, sexual, emocional o intelectual.

Al conectar tenemos expectativas y forzamos la conexión en un lugar en donde no nos encontramos y no estamos alineados. Tratar de conectar provoca frustración y sentimientos que nos hacen sentir mal, por eso no hay que forzar algo que no es natural. Si conectamos en el punto en donde nos encontramos y la conexión fluye con naturalidad, es probable que la pasemos maravillosamente bien. Esta exploración sucede si al ver a alguien nos guiamos por las sensaciones que surgen al percibirlo. Si nos sentimos bien y seguros, es un sí; y si nos sentimos incómodos y mal, eso es un no. Siempre honra esa parte que no se siente bien, y si te da curiosidad puedes investigar por qué no se siente bien dicha conexión. Lo que sientes y capturas del otro es una pista para que puedas conectar desde una consciencia más profunda. Por ejemplo: te sientes atraído y hay deseo, pero al sintonizar descubres que tu cuerpo no está alineado. Tu mente puede decir que sí, pero hay algo en tu cuerpo que se siente incómodo. Éste es el lenguaje de la energía que hay que empezar a escuchar. Es importante saber que este lenguaje no se entiende cuando estás intoxicado con drogas o alcohol.

Espacio privado

Para ser una persona funcional y mantener tu propia identidad individual necesitas y tienes derecho a un espacio privado, a tener tu propio contenido mental que no compartes, tus secretos, deseos y pensamientos. Tú no le debes información o detalles a nadie, sino que son sólo tuyos. El espacio privado generalmente no se aprecia en los círculos espirituales, ya que dicen que tener transparencia total es algo evolucionado y espiritual. Lo que no sabemos es que la intención detrás de esto es bastante oscura. Con este control algunos grupos espirituales y cultos desarman la individualidad de la persona para que se una a ellos. Si alguien sabe algo de ti, puede usar tus miedos y ansiedades para controlarte.

Elévate

Las relaciones que elevan nuestro ser y que suman en nuestra vida son las que queremos empezar a cultivar. En estas conexiones queremos sentirnos bien en la presencia de la persona y sentirnos aún mejor cuando se va. Esto significa que queremos pasar tiempo con gente que nos eleva y nos deja sentimientos hermosos cuando nos deja en nuestro propio espacio. Queremos relacionarnos con adultos espirituales que comparten quiénes son y honran nuestros límites, psiques, deseos y sueños; no queremos una mamá, papá, terapeuta o salvador. En una relación queremos elevar nuestra esencia, poder personal y la expresión creativa; celebrar nuestro poder sexual y nuestros deseos. Éstas son las personas con las que queremos conectar. Sé amable, no juzgues y ten compasión por tu círculo interno.

Crea tu propia mentalidad

Los formatos arcaicos y mentalidad con los que se relacionan las personas actualmente no están funcionando. Lo que buscan muchos de nuestros clientes es crear un nuevo formato o una forma distinta de relacionarse, pero no lo hacen porque continúan teniendo los mismos pensamientos. Es importante cambiarlos para así poder crear formatos distintos de acuerdo con cada persona con la que te relaciones, porque no todos los deseos son iguales. Por eso es importante saber qué quieres con esta persona. Si lo sabes, puedes explorar un nuevo formato que has creado y que sabes que te va a conectar de una manera profunda porque los dos están entrando juntos a algo nuevo y descubriendo lo desconocido. Este nuevo camino te puede confrontar por momentos y hacer sentir miedos porque tu mente, con su pensamiento del pasado, intentará interrumpir el generar una nueva creencia. Por ello es importante mantenerse sólidos en un formato, tener comunicación cuando esto surja y estar conscientes de que podemos usar estos momentos con claridad para soltar y dejar ir lo que ya no sirve. Usa estos retos como una herramienta de autoconsciencia para romper las barreras que te limitan, convertirte en quien quieres ser y crear la relación que realmente deseas.

Libertad energética

En la libertad energética no hay máscaras, somos quienes somos y expresamos nuestro lado salvaje y vulnerable; nuestro amor, tristeza y gozo. En nuestras conexiones vivimos con la libertad energética para sentir lo que queremos sentir y desear lo queremos desear. Es decir, somos libres de ser quienes somos y de hacer lo que queremos en nuestra mente, y podemos compartir lo que nuestra pareja esté dispuesta a aceptar en su libertad.

Aduéñate de tus genitales

Como adultos espirituales, no queremos estar en una relación en donde nuestra pareja sea un policía que está cuidando nuestros genitales. Queremos establecer límites, y un límite firme es que sabemos que los genitales son parte de nuestro cuerpo, y tanto nuestro cuerpo como sus genitales son propios y no le pertenecen a nadie más. Esto significa que no tengo que explicar si me siento excitado, quiero ver pornografía o masturbarme, fantasear con el vecino guapo o si quiero jugar energéticamente o incluso si tengo sexo con alguien más. La narrativa nos dice que una vez que nos casamos o estamos enamorados, los genitales le pertenecen a la otra persona. Ésta es la creencia más arcaica y represiva del mundo.

Debemos entender que hablar de libertad energética significa recodar que eres un adulto espiritual que es poderoso y que tiene una vagina o un pene hermoso que es tuyo y que también necesita espacio, límites y libertad.

Diversión

Nos relacionamos porque queremos pasarla bien, obtener placer, oportunidades de aprendizaje y para compartir momentos de nuestra vida. Todos sabemos que las narrativas actuales son duales: estás en una relación casual para divertirte y tener aventura, o estás en una relación seria que es el matrimonio y que tiene que ser sustentable. Unimos una relación profunda e íntima a un formato serio, y que es aún más serio si es "permanente" y compartes responsabilidades, hijos y cuentas. Ahora ya sabemos que esta narrativa no es correcta. En este momento hay más divorcios que nunca en la historia de la humanidad. ¿Qué pasaría si nos olvidamos de ser serios y nos abrimos a explorar, jugar y nos divertimos con nuestras parejas? Al ser serios estamos reprimiendo nuestra naturaleza y deseo de conectar y descubrir. Al jugar y disfrutar estamos abriendo las puertas a lo desconocido, a la posibilidad y a la magia.

Ahora que ya tienes las claves para alinear tu ser y fomentar relaciones plenas, debes saber que el primer paso para crear tu red íntima es entender los sistemas y creencias que tenemos acerca de las relaciones, y uno de los más importantes es el sistema de la monogamia. El problema de la monogamia es que la gente tiene fe en ella; sin embargo, este sistema no es un hecho, es una historia; un hecho real es que el mar es azul. Los humanos se avergüenzan cuando la monogamia no es sustentable y sufren pensando que están haciendo algo malo. Ésta es una mentalidad para que tengas una vida miserable. Pensar que tienes que estar con una sola persona en toda tu vida es el equivalente a pensar que sólo puedes inhalar. Nos han dicho que los seres humanos buenos y religiosos sólo pueden "inhalar" por el resto de su vida, pero el hecho es que, si sólo inhalas, te mueres. Esto es lo que sucede con la monogamia. Es decir, es un mito, no un hecho, ya que los humanos tenemos un sistema biológico muy inteligente que la hace imposible, no es natural, y te vamos a decir por qué.

El cuerpo humano tiene un sistema nervioso que está compuesto por otros dos: el parasimpático y el simpático, ambos involucrados en la actividad sexual. El primero es el que activa la oxitocina, la hormona responsable de las conexiones profundas, lazos de amor, descanso y relajación. El segundo es responsable del estrés, la dopamina, el cortisol, el miedo, la emoción, la adrenalina y las reacciones de lucha y huida. Ambos sistemas coexisten en armonía, ninguno está bien o mal, no están relacionados con cuestiones morales. Los humanos necesitamos ambos, pues queremos un nido y una aventura, queremos la conexión y excitarnos. Necesitamos tener aventuras en las cuales nos divirtamos, nos enamoremos perdidamente y tengamos amor y conexión. Sin embargo, la monogamia sugiere que el sistema parasimpático está bien y que debemos de evitar el simpático. No tener uno de estos sistemas es imposible, ya que nuestro cuerpo, el sexo y las relaciones funcionan de esta forma.

A lo que le llamamos un corazón roto es la señal de tu cuerpo que pide el balance entre ambos. Por ejemplo: si sientes que te estás desenamorando de tu pareja, necesitas más del sistema simpático. El problema es que cometemos el error de pensar que ya no amamos a nuestra pareja cuando la realidad es que ya no hay dopamina, no es falta de amor. Pensar que algo está mal en tu matrimonio es la señal para darles balance a los dos sistemas.

Nosotros creemos que lo que es natural es posible, eso significa que puedes seguir los impulsos de los dos. Podemos tener una conexión profunda, íntima y de largo plazo, y a la vez tener la emoción, aventura y curiosidad de lo que queremos explorar. Todo suma porque aprendes a relacionarte de distintas formas y eso te lleva a la plenitud. Si entiendes que la red íntima es un grupo de personas con las cuales tenemos una conexión profunda y con las que exploramos en diferentes formas que no necesariamente son sexuales, esto te va a dar la libertad de explorar energéticamente con otras personas. En los *jams* energéticos no hay historias ni significados. La libertad energética es lo que usamos para crear nuestra red íntima y esa red es el futuro del sexo.

PRACTICA

Escribe en una columna tus deseos y necesidades. Ahora piensa qué tipo de relación necesitas para cubrirlos.

Ejemplo:

Persona 1: Compañero de arte, galerías, eventos sociales.

Persona 2: Noches de películas y cucharear, energía de nutrición y confort.

Persona 3: Un amante que me seduce y erotiza.

Persona 4: Mi pareja con la que tengo algo profundo y comparto mi vida diaria.

Deja que tu imaginación te lleve a donde quieras y simplemente nota cómo te sientes. Cuando estés listo, sal y empieza a construir estas relaciones. Ahora tienes el poder de diseñar tu red íntima y elegir a las personas con las que quieres compartir.

PRÁCTICAS DE INTIMIDAD ENERGÉTICA

Este libro ha sido un trayecto de descubrimiento personal y una exploración profunda de los cimientos que construimos que nos van a ayudar a formar nuestra red íntima y así poder disfrutar el futuro del sexo.

Necesitamos hacer un mapa del futuro para liberarnos y poder conectar con otros adultos espirituales que tengan una mentalidad similar y que estén abiertos a conectar.

Este capítulo es el patio de recreo en donde conectamos y jugamos en libertad, placer y diversión. Hemos usados estas prácticas por años, creando relaciones hermosas y un sentimiento de bienestar en un espacio seguro cada vez que jugamos con ellas.

Aquí exploraremos nuestro espacio de conectividad a través de prácticas transformadoras, que crean más intimidad, profundidad y amor entre las personas.

FASES DE LAS PRÁCTICAS DE INTIMIDAD ENERGÉTICA

Las prácticas de intimidad energética son las distintas formas que tenemos para conectar con otras personas y vivir experiencias profundas y únicas. A continuación desarrollaremos las fases de estas prácticas, que son: protocolo, calentamiento, rituales sensoriales, intimidad placentera y *jams* energéticos.

Protocolo

Nos ayuda a crear un espacio seguro y un ritual para iniciar nuestra práctica o *jam* en pareja o grupo.

- Comunicación: Son las pláticas de descubrimiento y exploración. También es importante tener la plática de salud sexual si tu deseo es conectar a nivel físico al terminar las prácticas.
- Higiene: La limpieza es importante para jugar y sentirnos bien. El autocuidado es muy apreciado.
- Mentalidad: Crea un formato que puedas usar como una metáfora para comenzar una conexión con esa persona, el tiempo que sea necesario. Si estás en una relación puedes crear nuevos acuerdos que te den más libertad.
- Presente: Aparta las distracciones para estar presente. Llama toda tu energía a este momento.
- Autocuidado: Cuando juegas o conectas con alguien hay que tener consideración después de la conexión y tomarse el tiempo para integrar la práctica juntos en el mismo espacio. Después de irte manda un mensaje lindo y de apreciación en las primeras 48 horas. Esto es importante porque durante ese tiempo todavía estamos muy conectados. Además, es muy agradable que se aprecie el momento que pasaron juntos.

Calentamiento

Usando el principio de la vibración simpática, vamos a imaginar que nuestro cuerpo es un diapasón. Cada persona tiene una frecuencia energética que es única. Cuando usamos nuestra frecuencia para sintonizar con otra persona, entonces podemos empezar a jugar y a crear un espacio para poder improvisar, jugar con la energía y practicar el *jam* energético. Piensa en esto como si fueran músicos de jazz que se juntan a improvisar y juegan con su energía. En general, empiezan a tocar siguiendo a uno de ellos, que es el que marca la pauta musical, y los demás improvisan un tono o armonía que los lleva hacia una misma dirección. Lo interesante es que regularmente suena armónico, sobre todo si son músicos profesionales. Ésta es la esencia de nuestra práctica.

Cada ser vivo tiene su propia frecuencia, entonces sólo necesitas imaginar que puedes acceder a ella y que puedes escucharla. Es parecido a cuando tratas de hacer sonar una copa con tu dedo; toma un poco de tiempo y atención encontrar la velocidad y el ritmo necesarios para que suene. Éste es el diapasón interno que estás usando para acceder a la frecuencia de la energía sexual y el tono de las otras personas. Con esta práctica estás desarrollando una habilidad más profunda para escuchar, que permite que la cualidad de la energía de tu red íntima o la de tus amantes se despliegue y baile dentro de tu consciencia.

Colócate parado o sentado frente a tu pareja. Siente este lugar que se escucha dentro de ti. Tu copa de vino interna. Lleva tu atención a la persona con la que quieres sintonizar. Toma tres respiraciones profundas, esto facilita la sintonización.

Pregúntate: ¿Qué está pasando en mi cuerpo en este momento? Siente tus sensaciones, pensamientos y sentimientos.

El primer paso es entender a dónde llevas la atención en tu cuerpo para sentir la sensación de tu esencia; digamos que es el lugar en tu cuerpo en donde te sientes más tú; puede sentirse como tranquilidad en tu centro. Nota la velocidad de esa sensación, ¿es lenta o rápida? ¿Es sutil o tiene más movimiento? Tu propia nota es tu esencia y para cada uno se siente muy distinto. Sólo encuentra un tono o una forma de describirla para hacerla sonar.

Después encuentra el placer en la nota y tócala. Tocarla activa esa sensación al expandirla en todo tu cuerpo usando los elementos del orgasmo; eso quiere decir que tal vez te la imagines haciendo una espiral, o la sientas como un hormigueo. Ya que descubras la sensación de tu esencia, usa los principios de energía para moverla, tal vez quieras que sea más directa o que se quede en lo receptivo. Nota las sutilezas de tu propio tono: es como percibir los distintos decibeles de un instrumento.

Ahora imagina que tú eres la copa de vino que ya está siendo tocada con ese tono, y comienza desde ese lugar a sentir la energía de alguien más. Desde este espacio es fácil acceder al otro. Si la otra persona está relajada puedes sintonizar mejor su sentir u observar lo que su cuerpo físico te dice. Puedes empezar a sentir cómo la energía cambia la temperatura de tu cuerpo o la del espacio, puede ser que se caliente más o se enfríe.

Nota lo que percibir al otro crea en tu cuerpo, mente y energía. ¿Te sientes mejor? ¿Se siente fluida la conexión? ¿Forzada? Cuando vibras a la otra persona las sensaciones son tu timón para saber si este encuentro está fluyendo orgánicamente o si sigues conectando desde la mente y el cuerpo, y no desde la esencia.

Ahora es el turno de la otra persona. Sigue el ejercicio de la misma forma.

Al terminar la práctica ambos busquen la forma no verbal de agradecer este encuentro. Si lo sientes prudente puedes compartir la experiencia con el otro o escribirla en tu diario, lo que te brindará información de lo fácil que accedes a ella y a la esencia de los demás, o qué bloqueos suceden por lo que no la encuentras. Esto puede permanecer mucho en tu mente, hacerte sentir contracción en el cuerpo o aburrirte. Observa sin juzgar e inténtalo las veces que puedas con distintas personas.

PLACER PRIMITIVO

Piensa el placer primitivo como una parte de tu deseo sexual que existe más allá de la moralidad. La mayoría hemos sido entrenados en la moralidad, de modo que puede ser difícil acceder a esa parte de nosotros. Para llegar a la sexualidad primitiva imagina que estás tratando de escuchar el sonido de la noche. Tenemos que abrir nuestros sentidos para poder escuchar nuestras partes primitivas. Hemos sido entrenados para reprimirlas, así que necesitamos seguir escuchando nuestro impulso erótico. Es importante conectar primero con nuestra parte primitiva antes de conectar con nuestra pareja energética para experimentar más placer en nuestra conexión.

Colócate sentado frente a tu pareja. Tomen tres respiraciones profundas. La práctica se desarrollará en dos turnos: la persona 1 primero y la 2 después.

Siente con tus manos energéticas el canal central de tu pareja. Una mano al nivel del corazón y la otra en los genitales sin contacto físico. Respira profundo y conecta con su cuerpo energético.

Accede a tu energía primitiva que puede sentirse poderosa, con fuerza o como enojo, y lleva a tus manos amor, cuidado y apoyo. Empieza a mover la energía de arriba hacia abajo del cuerpo áurico de tu pareja. Esta acción está despertando lo primitivo, lo energético y el impulso erótico que son importantes para nuestra sexualidad.

Mueve esa energía en tu cuerpo y nota que se siente muy bien. Tu cuerpo probablemente va a empezar a vibrar y a abrirse, lo mismo que el de tu pareja.

Abre tus receptores energéticos y relaja tu cuerpo. Ajusta lo que necesites para sentir más espacio y más placer. Despierta tu sistema energético y construye esa energía. Esto permite que la energía se mueva y fluya, y que despierte nuestra sexualidad primitiva. Recuerda que no hay contacto físico, sólo permite que la energía se mueva y que la vibración provoque que los cuerpos suban su temperatura. Baja la energía de la otra persona a sus genitales y súbela a su garganta y a su cerebro utilizando la mano para tocar su canal central energético. Permite que el sistema primitivo transforme el cerebro y le dé más placer. Cuando esto sucede hay un baile que está despertando la energía entre los dos.

Continúa fluyendo y utilizando tu intuición durante 10 minutos. Al terminar, toma cinco minutos para integrar esta energía primitiva sabiendo que la puedes usar para ir más profundo y que aumenta cada vez que haces este ejercicio.

TENSIÓN ENERGÉTICA

Construir la energía puede sentirse como una tensión que desata nuestra pasión, deseo o erotismo. Cuando jugamos con energía y no tenemos estimulación genital y no hay liberación o un orgasmo físico, esto construye un nivel energético. Es importante saber que esto sucede, y aprender a estar cómodos en esta ligera incomodidad, porque la tensión puede ser muy incómoda si no la sabes manejar. Si esto sucede respira profundo, distribuye y expande la energía desde el punto de tensión dirigiéndola a todo tu cuerpo y disfruta esta nueva sensación. Ésta es una técnica que usamos para mover el exceso de energía cuando jugamos, hasta que llegamos al punto de querer liberarla.

Puedes hacer esta práctica comunicándole a tu pareja que necesitas un momento de relajación o simplemente visualizando esta acción al tiempo que sigues jugando. Tu energía puede hacer distintas cosas al mismo tiempo; así como somos multiorgásmicos, también somos *multitask*.

Toma una respiración profunda y lleva la consciencia a tu ser. Siente tu cuerpo. ¿Qué sensaciones o sentimientos tienes en este momento? Conduce tu atención hacia esa tensión y nota dónde la sientes. Respira profundo, baja la energía por tus piernas y suéltala en la tierra. Visualiza que baja a través del vortex. Nota tu cuerpo y siente cómo se relaja.

Ahora haz espacio para más energía en tu cuerpo. Relaja el vientre, extiende los hombros, alarga el cuello y suelta tu cadera y pelvis. Al terminar, respira profundo.

Rituales sensoriales

Los próximos rituales se pueden compartir para profundizar en la escucha del tono y tu firma energética, y para experimentar la conexión desde un espacio más genuino. Estos rituales te dan información valiosa acerca de tu propio ser y la relación con el otro. Cuando conectamos con nuestros sentidos, nos sentimos nutridos y plenos.

Aroma

Siéntense uno enfrente del otro en una posición cómoda. Cerca, pero sin contacto físico.

Cierren los ojos. Tomen una respiración y lleven su atención a su cuerpo físico; noten si hay sensaciones o sentimientos. Ahora extiendan su consciencia percibiendo y siguiendo el aroma del cuerpo del otro.

La persona 1 va a permanecer en esa postura y la persona 2 va a usar su nariz para recorrer el aroma de la otra sin tocarla físicamente. Si eres la persona 2, nota cómo el aroma te guía. ¿Lo disfrutas? ¿Te gusta el aroma de su cuerpo, de su cabello? Captura el aroma de su espalda, de su abdomen.

Ahora la persona 2 regresa a la postura inicial, cierra los ojos y permite que la persona 1 haga lo mismo. Cuando ambos estén satisfechos, abran los ojos y tomen una flor. Dense la oportunidad de disfrutar su aroma. Cuando terminen de sentir el aroma de la flor, regresen a su propia consciencia corporal y noten si despertó alguna sensación, emoción o sentimiento.

Noten si este sentido es importante para ustedes y si capturan información energética. ¿Fue excitante, nutritivo? Abran los ojos y encuentren la forma de agradecerle al otro.

Sabor

Para comenzar, ambos van a preparar un plato de frutas variadas, vegetales o hierbas. No puedes ver el plato de tu pareja.

Tomen asiento uno enfrente del otro, cierren los ojos y conecten mutuamente. La persona 1 va a ser la que da y la 2 la que recibe, así que tendrá los ojos cubiertos.

Toma tu plato y lentamente comienza a darle a tu pareja una fruta. Usemos el mango como ejemplo: llévalo directo a sus labios, deja que sientan la textura, y con suavidad introduce el mango a su boca, dale tiempo de saborear, masticar y tragar. Ahora pídele que describa los sentimientos y sensaciones de esa fruta y que diga qué es. Repite esto con cuatro o cinco opciones. Cuando tu pareja dé su consentimiento, puedes besarla de formas distintas y permitirle el saboreo de tus labios y lengua.

Cuando estés listo, quita la venda de sus ojos y regresa a tu lugar. Ambos cierren los ojos y noten qué sentimientos, sensaciones y pensamientos se movieron en el acto del dar y recibir. ¿Qué información energética obtuvieron con este sentido?

Ahora inviertan el orden. Al terminar tomen una respiración profunda y noten cómo se sienten. Cuando estén listos abran los ojos y encuentren la forma de agradecerle al otro.

Visión

Siéntense uno enfrente del otro en una posición cómoda. Cerca, pero sin contacto físico. Cierren los ojos, tomen una respiración profunda y sientan la energía. ¿Qué sentimientos y sensaciones tienen? ¿Hay algunos pensamientos?

Abran los ojos y simplemente conecten con la mirada. Es natural si se sienten nerviosos, les dan ganas de reír, o si hay incomodidad. Observen, respiren y abracen lo que sea que sientan. Hagan esto durante cinco minutos.

De nuevo cierren los ojos y regresen a su cuerpo. Noten si hay algún cambio. ¿Cuáles son las sensaciones o sentimientos? Cuando estén listos abran los ojos y encuentren la forma de agradecerle al otro.

Tacto

Para hacer esta práctica de preferencia deben estar sentados en la postura de Yab Yum —en el tantra, ésta es la postura sagrada que representa el poder divino de la creación—. Para hacerla una persona debe sentarse con las piernas cruzadas en el piso y la otra se coloca arriba, de frente, rodeando con las piernas la cadera del otro. Si alguno tiene problemas de rodillas pueden pararse a una distancia corta uno del otro.

Tomen tres respiraciones profundas. Apliquen la práctica del diagnóstico y noten sus sentimientos, sensaciones y pensamientos. Denle la orden a su cuerpo de relajarse lo más posible. Sientan cada músculo, tendón y cuerpo relajarse. Tomen tres respiraciones relajándose más. Ahora lleven su atención a su corazón y sientan cómo se abre y expande. Visualicen una luz radiante brillando.

Si están parados dense un abrazo que se sienta cómodo y en el que su pecho, vientre y genitales se toquen. Es un abrazo de cuerpo entero. Si alguno es muy alto puede doblar las rodillas brevemente.

Respiren y relájense. Permanezcan así de cinco a 10 minutos. Cuando estén listos, regresen a su propio espacio. Tomen tres respiraciones profundas y noten la sensación que sale de su corazón y que va hacia su frente. Sientan la expansión en su cerebro.

Ahora regresen la energía a su corazón y lleven ambas manos a ese espacio apreciando su amor propio y dando gracias por esta conexión tan hermosa. Abran los ojos y encuentren la forma de agradecerle al otro.

Sonido

Puedes hacer esto con tu pareja o con un grupo de cuatro o cinco personas.

Siéntate enfrente de tu pareja; si son un grupo, una persona se coloca en medio del círculo.

Cierra los ojos y respira profundo. Conecta con tu parte intuitiva y sabia. Siente tu esencia floreciendo de tu centro y punto de calma. Ahora abre los ojos. La persona 1 tiene un minuto para decirle a la persona 2 lo hermoso que ve en ella. Hazlo con tu esencia y no con tu mente. La persona 2 hace lo mismo.

Si estás en un grupo todos le dirigen palabras de aprecio a la persona del centro. Un minuto cada uno.

Ahora cierra los ojos y nota cómo se siente esta celebración. ¿Cómo el ser apreciado por otros se siente en tu cuerpo? Nota si hay algunas sensaciones o sentimientos. Cuando te sientas listo, abre los ojos y encuentra la forma de agradecerles.

Intimidad placentera

Cuchareada

La práctica del abrazo horizontal o la cuchareada sucede entre dos o más personas que se unen en un acto de intimidad. Esta práctica crea un lazo o cercanía porque activa la oxitocina, la cual relaja tu mente y te hace sentir seguro para explorar la vulnerabilidad. Una de las causas por las que en la actualidad no obtenemos la dosis de oxitocina necesaria para estar sanos es porque no nos damos el tiempo para abrazarnos o cucharear por más de 10 minutos al día. Te recomendamos tener amigos con quienes puedas compartir estos momentos. Puedes hacerla después del juego energético, del sexo, del masaje o de un *jam*.

Posbrillo

Al terminar el sexo o el *jam* energético continúa la conexión con tu pareja. Puede ser mediante una mirada larga, respirar en conjunto o abrazarse por un rato. Esta práctica es importante para que las energías se coloquen en su lugar, ya que durante el juego energético o al tener sexo se mueven. Piensa que es el equivalente a la postura de relajación en yoga (en la que estás acostado boca arriba, con las manos y los pies ligeramente dirigidos hacia afuera), que nos ayuda a absorber todos los beneficios de la práctica. El brillo es lo que surge cuando nos damos tiempo de absorber todos los beneficios del sexo o juego energético. Te sugerimos que lo hagas durante 10 minutos para disfrutar y permitir el brillo. Si tú y tu pareja son aventureros pueden hacer la práctica de integración o el *glow flow* en ese momento. También pueden meditar y compartir su experiencia en una conversación. Compartir es una forma hermosa de conectar y encarnar estos nuevos descubrimientos en tu práctica o en el juego.

El poder del ocho

Es un ritual de dos minutos que nos permite que las energías se acomoden y que cerremos nuestra conexión con el elemento del infinito. Pueden hacerlo parados, acostados de lado o frente a frente.

Cierra los ojos e imagina que la figura del ocho comienza a crearse desde atrás de ti, da una vuelta por delante y llega a la otra persona formando la figura del infinito. Practica por un minuto. Cuando terminen abre los ojos y estarás listo para continuar tu día o noche.

Acepta tu sexo en el juego

La cultura nos dice que la sexualidad humana necesita ser definida. Nosotros tenemos una visión más amplia y así es como dimos con la idea del pene y la vulva energéticos. Hombres y mujeres tenemos la energía directa y enfocada del pene, y la receptiva y amplia de la vulva, y podemos jugar con ambas. Hay personas que sienten en su esencia que tienen una vulva en lugar de un pene o viceversa.

Para sentir tu energía receptiva lleva tu atención a la vulva, y si tienes un cuerpo de hombre, visualiza una vulva que te fascine y llévala a tu centro sexual, que es la extensión. Si eres hombre puedes habitar energéticamente lo que es tener una apertura que se puede llenar.

Ahora visualiza un pene y conecta con su energía en la misma forma que hiciste con la vulva. Siente en tu cuerpo esa energía directa y angosta. Todos tenemos un pene energético y una vulva energética. Te invitamos a que los uses cuando los necesites.

Podríamos ser mejores amantes si usamos estas dos energías con libertad. Un hombre sería cien veces mejor en el sexo si conectara con su vulva energética, ya que esto lo haría más empático con la mujer. Si eres mujer podrías divertirte con el pene energético y permitir que un hombre se suavice, sea vulnerable y receptivo. Por eso y más es tan divertido aceptar tu sexo.

Tacto solar con el pene

El tacto solar es una forma de llenar a tus parejas con energía y de nutrirlas profundamente. La mayoría de los humanos tiene mucha hambre y un vacío dentro de su ser que no puede ser llenado con nada. Es porque tiene un vacío energético que trata de llenar físicamente, lo que puede crear confusión o falta de satisfacción sexual. El vacío energético es la sensación de tener hambre y necesidades que no se llenan por medio del sexo físico. Se crea por la falta de información que tenemos de la energía y por eso terminamos usando herramientas que no son las indicadas.

Tu vagina tiene una apertura, y ésta tiene un hambre física pero también energética que va más allá de la capacidad física. La penetración no va a llenar el vacío energético. La forma de llenarnos energéticamente es con movimiento de energía. Si en el sexo físico añades el componente energético, podrás llenar ese vacío. Si usas sólo el sexo energético, lo podrás llenar de igual forma. En el futuro del sexo, el sexo energético te suma en tu vida, te energiza, te abre y te da plenitud. Desde este espacio el sexo está lleno de posibilidades infinitas y expansión total.

El uso del tacto solar es esencial para el juego energético. Como seres humanos tenemos dos energías que, utilizadas en balance, crean el poder energético sexual en nuestro cuerpo: la energía receptiva y la energía penetrante.

En el intercambio energético entre dos personas podemos usar estas energías de distintas maneras. Puedes comenzar visualizando que tienes un pene energético. Si eres mujer, imagina un pene y los testículos que te gusten en el área de tus genitales. Ya que tengas la imagen, camina unos cuantos minutos sintiendo esa sensación para sellar tu pene energético.

Si eres hombre, imagina tu mismo pene, pero dale una forma más detallada o visualiza esa energía. Percibe cómo se siente más poderoso. Cuando usamos este pene energético nos transmite un poder directo y penetrante.

Ahora haz el mismo ejercicio del tacto solar en donde te llenas de fuego, y lleva esta energía desde las palmas de tus manos a tu pene energético. Si el hombre está penetrando a la mujer visualiza esa energía que sale del pene y sube al vientre y a los genitales de la pareja; si eres mujer puedes sentirte penetrada y moverte imaginando este pene del hombre que llega a tu vientre. Si tienes esta experiencia con el mismo sexo, juega con la idea de que alguien use esta energía mientras el otro está receptivo. Usando esta energía estamos permitiendo que penetre lugares muy profundos que no han sido tocados.

Esto permite una conexión más profunda a la vez que añades energía en tu ser y en tu pareja, en lugar de tomar energía, que es lo que la mayoría hace en el sexo. Permite que fluya.

FACTOR X ENERGÉTICO

La energía a través de tus genitales añade la consciencia erótica para que puedas tener sexo multidimensional en vez de sexo enfocado en sensaciones físicas. Lo increíble de permitir el flujo de energía a través de tu sexo es que las erecciones dejan de ser un problema porque usamos la energía para penetrar de forma profunda. Culturalmente, la falta de erección es un problema atribuido al estrés, a la alimentación o a las medicinas. Los hombres tienen que lidiar con erecciones que supuestamente no duran, y esto pasa por la cantidad de información y pornografía que hay. En el pasado la gente tenía sexo y orgasmos de entre tres a ocho minutos. En la actualidad es similar, pero esperamos que duren más. El problema es que no tenemos el entrenamiento para hacerlo, pero si practicas y usas tu energía, entonces podrás entender que hay etapas y oleadas que podemos usar para tener sexo en plenitud.

En los *jams* de energía las manos son la extensión de nuestros genitales, lo que significa que un dedo se vuelve una extensión de tu clítoris y tu pulgar puede ser un pene. Éste es el factor X, el punto de acceso de energía desde tus genitales como extensiones de tus piernas y brazos. Tus pies y manos son los portales energéticos con su central en el sexo.

Para activar el factor X sigue los siguientes pasos:

1) Activa tu energía sexual con las cuatro llaves del orgasmo.
2) Visualiza la energía subir por tu canal central y llévala a tus manos o a tus pies.
3) Imagina tu vulva o pene energético en un punto exacto.
4) Ahora percibe esa energía saliendo de tu dedo y llevándola a la parte del cuerpo de la otra persona.

Jams energéticos

Los *jams* energéticos son nuestro parque de recreo y una práctica en donde sólo jugamos, nos divertimos y sentimos placer. Cuando hacemos este *jam*, nos movemos espontáneamente, estamos abiertos a lo desconocido y jugamos como adultos espirituales, pero no le damos ningún significado al juego, pues las historias acerca del juego energético terminan en drama y confusión, en cambio la claridad crea intimidad y juego. En nuestros *jams* energéticos cambiamos la forma en que pensamos. Ya no se trata del punto *a* insertado en el punto *b*, sino que nos conectamos con el placer expandido y la libertad energética.

Los *jams* energéticos son una mezcla que puedes hacer de los elementos orgásmicos y los principios de energía que usas con el centro de comando y las cuatro llaves del orgasmo. Por ejemplo: puedes jugar con la energía receptiva de una forma ondulante en un orgasmo de agua, lo que genera diferentes sabores y enaltece tu experiencia. Explora y diviértete con estos *jams*. Es importante decir que las convulsiones extremas y el espasmo no son elementos con los que queremos explorar. Si los llegas a sentir, detente, toma una respiración y relájate. Es posible que cuando vayas a fondo en estos *jams* puedas tener un salto cuántico y entrar a un espacio multidimensional en donde entres a un *flow* libre. Esto pasa cuando te diviertes y te rindes. Esperamos que disfrutes estas prácticas y que recuerdes hacer espacio en tu agenda para jugar y nutrirte sexualmente.

La siguiente tabla te muestra las combinaciones de los principios y los elementos que puedes explorar.

Elementos	Liberar	Construir	Salvaje	Hormigueo
Expansión		/		/
Contracción	/		/	
Contener		/	/	/
Vortex	/		/	/
Hoyo negro	/			
Remolino	/	/	/	/
Espiral	/	/	/	/
Irradiar		/		/
Ola	/	/	/	/
Vibración simpática		/		/
Infinidad	/	/		

Pulso	Ondulación	Chispazo	Vibración	Convulsiones	Sutil
/	/	/	/		/
/			/	/	
/	/		/	/	
			/	/	
/			/	/	
/	/	/	/	/	
/	/	/	/	/	
/		/			/
/	/	/	/		/
/	/	/	/		/
/	/				/

PRÁCTICAS *FLOW*

Los humanos creemos que hay una persona que tiene todas las llaves para abrir las puertas y crear un mágico empoderamiento sexual, pero la realidad es que no hay una persona que pueda hacer esto por ti. Tú eres la única persona que tiene el poder de abrir tu poder. *Magia* es la palabra que usamos para llamarle a una nueva experiencia que transforma tu vida. Cuando haces magia, tú tienes el comando y los elementos necesarios para hacer tu transición al *flow*. El fluir o *flow* es la habilidad de sentir el movimiento de energía y poder distribuirlo en tu cuerpo de una forma intuitiva. Tú tienes el poder de cambiar tu vida.

El *flow* es una continuidad de pensamientos, sensaciones o sentimientos que circulan suavemente y sin esfuerzo. Lo que sucede en el momento se acepta y cambia constantemente. En el *flow* somos conscientes de nosotros mismos y de lo que nos rodea hasta el momento en que accedemos a una frecuencia distinta. Se caracteriza por la absorción total del momento, en donde se pierde la sensación del tiempo y espacio. En el fluir nos relajamos y somos flexibles con la idea de que la energía surge de nuestro centro y el centro sexual es lo que inyecta vida.

Todos tenemos nuestra forma única de fluir, y cambia de acuerdo a las circunstancias del momento. *Flow* es el fluir continuo del movimiento energético, lo que hace que nos relajemos, sintamos placer y poder personal. Es una mezcla de elementos y principios que pueden ser complejos porque tienen varias capas. En una sesión de *flow* puedes sentir distintas cosas cada minuto porque la energía cambia como el clima: en un momento hay tormenta, luego nubes, después sale el sol y se forma el arcoíris.

Las prácticas de *flow* son una compilación de todas las herramientas que hemos revisado en este libro para crear un espacio energético en donde podemos acceder a la corriente que nos lleva a él. En el *flow* accedemos a distintos niveles de consciencia, alterando nuestra percepción del momento, y nos conectamos a la fuente de nuestra energía creativa y orgásmica que fluye de una manera natural.

Te sugerimos que sigas el protocolo Yorgasmic para hacer estas prácticas y que hagas tu propio ritual. En este libro sólo te compartimos unas cuántas que puedes usar en casa. Si quieres ir más profundo y vivir momentos de magia y transformación, te invitamos a que visites nuestra página, www.yorgasmic.com, y a que adquieras las prácticas guiadas con la clave de descuento PLACER2020.

PRÁCTICAS

1) Sigue el protocolo Yorgasmic: intención, relajación, activación, visualización, limpiar, sentir, corriente, integración, aterrizar y el sello.

2) Crea tu espacio. En las culturas ancestrales cualquier evento transformador era celebrado por medio de un ritual. Al hacer un ritual le damos atención a lo que

queremos crear y experimentar. Es una forma de honrar tu conexión con tus momentos de transformación íntima con más reverencia. Al crear el espacio estamos usando la energía del mundo externo para apoyar nuestra práctica.

- Elige un espacio limpio; puedes poner algún incienso, pasar copal o palo santo.
- Usa símbolos, fotos y objetos que signifiquen transformación para ti y con ellos haz un altar. Éste no es necesario a menos que tú quieras.
- Es importante tener un vaso de agua al alcance, pero no muy cerca, y tener una cobija y una pequeña almohada para tu tiempo de relajación e integración.
- Puedes hacer este ritual comenzando con una reverencia u oración, honrando a la tierra y a las energías que apoyan tu práctica.

3) Autocuidado. Probablemente algunos elementos no sean cómodos o vayan más allá de lo que estés dispuesto a explorar; si te sientes ansioso o te da miedo, descansa unos minutos y cuídate a ti mismo. Cuando te sientas más tranquilo, continúa la práctica antes de que dejes de sentir las sensaciones de la energía orgásmica. Lo primero en esta práctica eres tú.

Dance *flow*

Este *flow* te ayuda a conectar con tu cuerpo, a liberar el estrés, los bloqueos y las emociones. Puedes usar tu propia música o usar el *boost* de baile de nuestra página web.

Toma una respiración profunda y conecta con tu cuerpo. Siente tus pies bien conectados en el piso. Nota tus piernas, pelvis, hombros y brazos moviéndose al ritmo de la música. Relájate y libera el estrés. Relaja el pecho, los hombros y el cuello. Suéltalos. Mueve el cuerpo, deja que sea fluido. Deja ir cualquier pensamiento que no quieras. Suéltalo. Mueve el cuerpo, deja ir. Sacude.

Expande el pecho, mueve los brazos y los hombros. Siente esa expansión en tu pecho y relaja el cuello. Respira, deja ir el estrés. Sacude y suelta. Mueve la energía y relaja tus hombros, mueve tus caderas y pelvis. Respira. Escucha los tambores y muévete a su ritmo. Conecta con tus pies en la tierra. Siente tu pelvis y libera tu cadera.

Respira y comienza a hacer un movimiento más lento y sutil. Observa cada músculo, tendón, hueso y deja que se relajen. Siente tu energía moviéndose por tu cuerpo y relájate más. Respira y siente tus pies conectados a la tierra. Suaviza más el movimiento.

Toma una respiración profunda y poco a poco regresa a la quietud y nota las sensaciones en tu cuerpo. Respira y regresa al espacio presente.

Breath *flow*

Este ritual de transformación es una experiencia de 55 minutos. También puedes hacer el *boost* de seis minutos para poder explorar con alguno de los elementos. Tienes que sentirte lo más cómodo posible. Se recomienda hacer la práctica guiada.

Primero conecta con tu respiración. Observa cómo respiras naturalmente, percibe la respiración en tus fosas nasales y el área de la tráquea bajando por el pecho, llegando a tus pulmones.

Observa la exhalación subiendo desde el área baja de tus pulmones por la espalda, hacia la tráquea y a las fosas nasales, y saliendo por la nariz o por la boca.

Observa cómo tu respiración puede dirigirse hacia el abdomen, el diafragma o incluso a cualquier parte del cuerpo que tú le ordenes. Mueve tu respiración a alguna parte de tu cuerpo que necesite relajación, y siente cómo lo hace. Observa cómo con la exhalación estás creando una relajación más profunda.

Primera fase:
Vamos a activar nuestra energía de vida, en el primero y segundo chakra.

Cierra los ojos. Lleva tu percepción hacia el perineo y los órganos genitales. Inhala y exhala por la boca con fervor, a la vez que contraes y sueltas el piso pélvico. En la inhalación contrae el perineo y el piso pélvico, y en la exhalación relájalos. Haz tres series de 30 repeticiones.

Percibe esta energía ya activada en tu cuerpo. Ahora vamos a mover la energía.

Segunda fase:
Inhala por la nariz y exhala por la boca, percibiendo cómo la energía sube de los pies hacia la cabeza y baja de nuevo hacia ellos.

Inhala y visualiza un baño de mar recorriendo tu cuerpo, y al exhalar baja la energía y visualiza la marea llegando a los pies; inhala y sube esa marea, esa oleada, hacia tu cabeza y exhala. Permanece en tu cuerpo físico inhalando por la nariz y exhalando por la boca. Continúa con esta respiración durante tres minutos.

Descansa un minuto. Puede ser que percibas cosquilleo, que surja alguna emoción o un cambio de temperatura, es natural.

Déjate sentir, permite que la energía se manifieste y se mueva como tenga que moverse.

Tercera fase:
Inhala por la boca succionando como si fuera un popote y exhala con la boca haciendo el sonido del mar. Visualiza cómo esa energía sube desde la planta de los pies hacia tu cabeza y al exhalar baja la energía hacia la planta de tus pies. Permite que esta oleada te llene de energía de vida de los pies a la cabeza y de la cabeza hacia los pies. Repite durante tres minutos. Percibe la manifestación de la energía en las sensaciones, si hay algún cambio de temperatura, cosquilleo, pulsación, ondulación o alguna emoción.

Cuarta fase:
Inhala por la boca succionando y lleva toda esa energía al sexto centro, al entrecejo, y retén la respiración. Sostenla tres veces; la primera por seis segundos, la segunda por ocho y la tercera por 12.

Descansa e integra las sensaciones y sentimientos durante dos minutos. Al terminar, estírate, colócate en posición fetal por un minuto y lentamente regresa a una postura sentada y abre los ojos.

Puedes repetir las cuatro fases tres veces y al terminar tener una integración de 10 minutos. Puedes usar el *boost* que tenemos gratuitamente al inscribirte a nuestra página: www.yorgasmic.com

Flow de limpieza

Este *flow* nos trae a la consciencia la llama violeta, que es una frecuencia que ayuda a limpiar bloqueos en tu energía y a purificar la consciencia. Esta llama eterna devora todo lo que no está en su frecuencia, y si permitimos que nuestro cuerpo se mueva sabemos que está consumiendo lo que soltamos y podemos estar más relajados y sentirnos libres.

Cierra los ojos y toma una respiración profunda. Lleva tu consciencia al centro del poder y convoca a la llama violeta. Con cada respiración, la llama se hace más grande hasta que rodea tu cuerpo entre 10 y 20 centímetros. Respira esa llama y respira vida en ella. Cuando sientas ese movimiento permite que tu cuerpo se mueva en sintonía y exprese esta llama.

Ahora lleva a tu consciencia todo lo que necesita ser limpiado o devorado. Siente esa llama consumir estos bloqueos, todos los pensamientos y creencias que ya no te sirven. Toma otra respiración profunda. Ábrete, ríndete y libera en esa llama.

Siente tus pies conectados a la tierra. Coloca una mano en tu corazón y la otra en tu sexo. Da las gracias por lo que ha cambiado, se ha transformado o liberado. Deja que todo el exceso de energía fluya al centro de la tierra y caiga en el vortex.

Comienza poco a poco a atraer la llama violeta a seis centímetros de tu cuerpo. Ya que esté ahí, cierra esta práctica con la confianza de saber que ella continúa quemando y limpiando tu consciencia. Siente tu ser más centrado y en balance en este momento.

Toma una respiración profunda y abre tus ojos.

Glow *flow*

Es el fluir del brillo que experimentas al terminar una práctica orgásmica, en la integración o después del sexo. Este *flow* ayuda a que tu energía se acomode y a que puedas contenerla en tu cuerpo por largos periodos de tiempo. El *glow* es un momento que nos damos para recibir todos los beneficios del orgasmo. Puedes hacer esta práctica de pie o acostado.

Cierra los ojos. Desde tu centro sexual comienza a radiar la sonrisa de la satisfacción. Ésta es la sonrisa de la vulva o la del pavorreal. Sonríe por sentirte pleno. Comienza a radiar este sentimiento hacia el resto de tu cuerpo y siente cómo penetra todas las partes de ti que necesitan amor, atención, energía y cuidado.

Respira desde tu sexo expandiendo la energía, y esa sonrisa nutrirá cada célula de tu ser. Comienza a notar cómo las células vibran en armonía, cada una en su propio placer, y cómo el brillo va creciendo. Ver este brillo en tu interior te da una sensación de asombro, paz y plenitud.

Ahora sube el tono y la intensidad del brillo en tu tercer ojo como si la luna estuviera dentro de ti resplandeciendo. Siente esta expansión un poco más allá de tu capacidad, en un punto dulce. Expande más tu resplandor. Siente el brillo en este *flow* orgásmico y deja que reciba el brillo del fluir energético.

Integra esta sensación en tu cuerpo haciendo más espacio para más brillo, más resplandor y más libertad. Tú sabes que el brillo siempre está presente para que te sientas más tú. Lo encontrarás si te conectas con él.

Respira profundo tres veces. Percibe tus pies en el piso y, si estás acostado, lleva la consciencia de regreso al espacio y tiempo presente. Toma en cuenta que este brillo va a cambiar la forma en que experimentas el mundo, porque seguramente te sentirás más relajado y feliz. Sé consciente de esta idea a la vez que te mueves en el mundo. Cuando estés listo, abre los ojos e integra.

Flow creativo

Este *flow* fue creado para darles claridad y poder a tus ideas creativas y a tus deseos. Es una práctica que te ayuda energéticamente a crear una alineación entre tu cuerpo, mente y emociones para que tu idea o deseo se manifiesten.

Puedes hacer la primera parte de la práctica sentado cómodamente, y para la relajación te recomendamos acostarte. Puedes usar el audio guiado que descargas gratuitamente de nuestro sitio web.

Siéntate en una posición cómoda, cierra los ojos y comienza a relajar tu cuerpo. En cada respiración, tu cuerpo se relaja más. Enfoca tu atención en el espacio entre tus músculos, el espacio en tu tejido conectivo y en el espacio en cada célula. Respira.

Observa el espacio a tu alrededor, el espacio frente a ti, el espacio atrás de ti, el espacio a tu lado izquierdo y a tu lado derecho. Estás en el espacio y eres espacio.

Toma una respiración profunda y piensa en tu idea. Una sola palabra. Inhala profundamente y lleva esa idea al centro de tu entrecejo. Lleva esta semilla de tu creación. Siente la idea. Inhala y exhala la idea. Lleva tu atención al entrecejo y visualiza esa imagen, ese pensamiento, y nota cómo se siente en tu cuerpo. ¿Te causa alguna emoción o sentimiento? Inhala esa imagen, visualiza esa semilla.

Visualiza esa semilla en tu frente; un chispazo de luz toca tu frente. Una luz brillante que le está dando a tu semilla más poder. Respira profundo y exhala; inhala y enfoca tu mente. Una serie de imágenes aparecen en tu mente. ¿Cómo se sienten en tu cuerpo? ¿Hay alguna emoción o sentimiento? ¿Dónde sientes esta serie de ideas?

Dale fuerza a la imagen; a esa serie de imágenes. Visualiza ese chispazo de luz y percibe cómo se siente en tu cuerpo físico. ¿Necesitas darle más fuerza a tu idea? ¿Cómo se siente tu idea en el cuerpo? ¿Dónde la sientes? ¿Hay alguna emoción? ¿Algún sentimiento? ¿Te sientes alineado con tu mente, emociones y cuerpo?

Respira y nota la alineación. ¿Sientes algún bloqueo? Inhala y exhala, y deja ir la resistencia. Respira y observa los sentimientos y sensaciones de tu idea expandirse en el espacio. Tu idea está frente a ti, al lado, atrás. Llena el espacio alrededor de la energía de esta idea. Siente el asombro, la satisfacción y la claridad. Todo tu cuerpo está radiando tu idea. Siente y vibra tu idea que está creciendo en tu ser.

Respira profundamente y siente tu idea pasar. Ya eres tu idea, ¿qué está haciendo? ¿Cómo estás vestido? ¿Cómo se siente tu cuerpo? ¿Qué pensamientos tienes a la hora de que tu idea pasa? ¿Cuáles son tus emociones? Respira profundamente y lleva la semilla de la idea de nuevo al entrecejo, visualízala y respira. Baja tu idea a la garganta, ¿cómo vas a expresarla? Respira y lleva esa idea a tu corazón. ¿Cómo se siente? Respira y llévala a tu abdomen, ¿tu idea te empodera? Respira y bájala a tu abdomen bajo, ¿sientes placer y gozo con esta idea? Llévala a tu coxis, ¿te sientes seguro y crees en ella? Respira profundamente y llévala por tus piernas a las plantas de tus pies y conecta con la tierra.

Tu idea está naciendo en este momento.

Deja ir cualquier pensamiento, emoción o sentimiento. Inhala y exhala por tu nariz. Tú eres la idea y hoy le das vida a esta idea.

Respira profundamente en este momento. Suelta la idea y cualquier pensamiento, emoción o actividad mental que tengas. Conecta con tu respiración inhalando y exhalando naturalmente por la nariz. Nota tu cuerpo pesado derritiéndose hacia el piso. Relaja cada cuerpo: el emocional, el físico y el mental. Respira y percibe. Celebra esta idea en descanso y relajación.

Respira lenta y profundamente, percibe tu cuerpo relajado en el piso, mueve ligeramente los dedos de las manos, los dedos de los pies, estira tu cuerpo, torna tu cuerpo hacia la izquierda en posición fetal y date un abrazo. Respira y agradece ser quien eres. Agradece haberte dado este espacio. Lentamente vas a regresar a sentarte. Abre los ojos.

EL FUTURO DEL SEXO

Bienvenidos al mundo del futuro del sexo. El futuro está aquí y ya tenemos toda la información de la energía y del sexo que necesitamos para ser libres, con la cual creamos nuestra red íntima y conectamos energéticamente para explorar el sexo energético. En el futuro nos movemos por la vida aceptando quiénes somos en consciencia erótica, sabiduría y gozo; aquí ya no vemos el orgasmo como una meta, sino como una experiencia.

En el futuro del sexo todos los humanos disfrutan en un ambiente sano y seguro de conexiones hermosas con su red íntima de personas amables y amorosas, también discernimos quiénes son nuestros amigos y amantes con los que jugamos y exploramos el mundo del sexo energético.

El sexo energético nos lleva a un nivel alterado del ser en donde perdemos noción del tiempo y el espacio, y nos conecta con el *flow* y la multidimensionalidad en una forma más fácil que en cualquier otra práctica sexual.

Este tipo de sexo es el acto de entender que todos tenemos un tono y cualidad únicos en nuestra energía y que podemos interactuar en un formato de placer expandido; asimismo, es un estado profundo del fluir en donde las mariposas dentro de nosotros juegan y bailan juntas. Conocemos y amamos el sexo físico, es delicioso y divertido, pero el sexo energético es exquisito y único, lo cual hace que todo merezca la pena. Los procesos que surgen al descubrir esta forma de vida, la valentía de tener solidez en lo que quieres, los retos y las oportunidades de aprendizaje valen la pena para recibir nuestro preciado premio. Éste es el premio mayor de la libertad, el gozo, el placer, la intimidad y el sexo energético.

Así, el sexo energético es el premio porque no hay ninguna otra experiencia en el mundo que sea tan expandida, trascendente y placenteramente orgásmica al mismo tiempo. En el futuro del sexo tenemos constantemente experiencias sexuales y espirituales que son transformadoras y únicas.

Hay diferentes formas de experimentar el sexo energético; puedes acceder a esa frecuencia en tu día a día cuando estás en tu consciencia erótica y en tu consciencia orgásmica. Hay ciertas prácticas para que extiendas esta sensación a todo lo que haces y que lleves esa energía a tu trabajo, creatividad, sanación y amor. También es importante mencionar que la consciencia erótica que se desarrolla es parte de una práctica en un espacio privado, significa que sólo es para ti.

La otra forma de vivir la experiencia del futuro del sexo es en tus prácticas y conexiones sexuales. Explora y juega con el sexo energético usando los elementos, principios, comandos y llaves, el *flow* y las prácticas de consciencia orgásmica. El truco del sexo energético es estar consciente de todo lo que has aprendido y las nuevas herramientas que ya tienes a tu disposición; una vez que te conectes permítete rendirte y fluir en libertad. Lo que compartimos en este capítulo es sólo un destello de todo lo que es posible, queremos que el resto lo descubras por ti mismo.

LA SONRISA DE LA VULVA

La sonrisa de la vulva es uno de los secretos de atracción más poderosos que existen en el mundo. Cuando sonríes desde tu sexo, el mundo te sonríe de regreso; es la respuesta a la vergüenza, la culpa y el miedo que la mayoría de las vulvas tienen y guardan. Una vulva libre es más poderosa que cualquier poción de amor, ropa de marca o técnica de seducción; si ella está feliz y bien nutrida, puede hacer maravillas, y cuando está conectada con tu corazón, irradia amor y amabilidad. Tiene su propio lenguaje, y su forma más poderosa para comunicarse es su sonrisa. Puedes hacer esta práctica inmediatamente, ya que te ayudará a darle libertad a tu energía, a añadir las cualidades de felicidad, gozo, libertad y una sensación de esta energía fluyendo por tu cuerpo. Si estás en un cuerpo masculino puedes hacer esta práctica con tu vulva energética.

PRACTICA

Lleva tu consciencia a tu cuerpo. Respira profundo. Nota que tu cuerpo empieza a sentir un hormigueo, que se activa una vibración en tu sistema sensual energético y se está despertando. Entre más tengas esa sensación, mejor te sentirás y más te podrás abrir y sentir la sonrisa de tu vulva.

Ahora lleva tu consciencia a tu vulva e imagina que estás tomando todo el amor, amabilidad, felicidad, apreciación y celebración en la energía que puedes proporcionarle. Nota que este centro es el punto del factor X y que cuando expandes tu placer y tu sonrisa, tu vulva distribuye la energía por tus piernas, tus brazos y tu corazón. Siente un arcoíris de energía que va de tu vulva a tu corazón y forma una sonrisa.

Desde este espacio queremos ir por la vida llevando la consciencia erótica a nuestra sonrisa de la vulva, y de este modo compartir dicha energía con el mundo y percibir los cambios a nuestro alrededor.

Comparte tus historias con nuestra comunidad Yorgasmic en nuestra página web y redes sociales; queremos saber de ti.

EL PAVORREAL

Imagínate un pavorreal cuando pienses en tu pene. Esta práctica es la esencia del poder masculino, es la muestra del poder que tiene alguien con un pene. Cuando le mandamos energía del pavorreal al pene extendemos nuestras plumas, tomamos el espacio y sentimos el arco de la sonrisa desde el pene hasta el corazón; con ello se añade un balance poderoso de masculinidad a tu sexualidad. Este poder no es necesitado, no toma, no es raro, no abusa, en esencia es poderoso, expresivo, balanceado pero contenido. Ésta es la llave del pavorreal, la cual también puede estar en tu valentía; no obstante, esta energía está contenida. El equivalente de esto es como cuando alguien camina bajo el sol y siente su calor. No es invasivo, sólo es. Los hombres tienen que llevar a cabo la práctica del pavorreal. Si vas a ser un máster como amante y como jugador energético, si vas a vivir desde tu consciencia erótica, entonces debes practicar la habilidad de irradiar y contener simultáneamente. Éste es el elemento del pavorreal, es generosidad y apertura. Si tienes un cuerpo femenino puedes practicar el pavorreal con tu pene energético.

PRACTICA

Toma una respiración profunda y cierra los ojos. Mueve tu atención a tu espacio receptivo, el cual es esencial, así que permite que se expanda, porque es el lugar donde ésta se contiene. Respira profundo. Distribuye la energía receptiva en todo tu cuerpo.

Empieza a formar este contenedor y lleva tu atención a la parte placentera de tu pene. Desde ahí empieza a extender la energía como si fuera un abanico o las plumas del pavorreal, un arcoíris de energía que conecta a tu pene con tu corazón, un arcoíris radiante de placer interno contenido por tu receptividad y apertura. Como un amante consciente, puedes sostener dos puntos simultáneamente. Cuando estés listo, abre los ojos, respira y nota cómo se siente esta energía en tu cuerpo.

ÓRBITA ENERGÉTICA

Hay personas con las cuales tenemos una conexión energética profunda que siempre estarán presentes. Aunque muchas de esas conexiones no existan en el espacio físico, podemos seguir percibiéndolas energéticamente. En nuestra órbita energética hay al menos 20 humanos que hacen nuestra vida mejor y nosotros la suya a un nivel energético.

Al cultivar tu órbita sé consciente de que siempre estás nutriéndote; puedes sentirlo porque cuando recibes un mensaje te hace sonreír, emocionarte o tienes la imagen de la persona y sientes su esencia. Al percibir su tono y su esencia energética, la tecnología combinada con consciencia erótica puede expandir el amor, el sexo y la libertad en formas que no habían sido posibles hasta ahora en la historia del mundo. Ésta es la maravilla de este tiempo.

PRÁCTICAS DEL FUTURO DEL SEXO

Sexo energético

Es el paradigma cuando ocurre un cambio en tu enfoque de la interacción sexual del punto *a* al punto *b* y lo expandimos a todo el cuerpo. Es similar a la primera vez que besas a alguien antes de que supieras qué era el sexo y todo tu ser se iluminaba sin tener una meta. El querer ir rápido para meter algo en un hoyo es la práctica que ha destruido el placer en las personas. Con la energía sexual lo que hacemos es ir a lo básico al soltar la presión y tomar esa energía para explorar el universo del placer. El placer sin metas es una puerta al éxtasis energético. Cuando la penetración no está en la mesa nos puede dar libertad de descubrir y explorar todo lo que hay.

Sexo fusionado

Cuando descubrimos el mundo de la realidad energética no hay manera de regresar al sexo normal; ello significa que tu consciencia erótica se abre para que sientas la energía y que incluso si tienes sexo físico accedas a ella. Si tu consciencia tiene atención en la energía, puedes sentirla más. Esta forma de fusionar lo energético con lo físico se vuelve la norma cuando practicamos sexo físico. Podríamos decir que un 60-40 es la fórmula para una fusión suave, y un 80-20, que significa que 80% es el aspecto energético y 20% el aspecto físico, crea la fusión sublime. ¿Qué fusión quieres experimentar hoy?

Sexo a larga distancia

Puede ser difícil conectar más allá de lo físico, por eso es importante para las relaciones a distancia usar esta práctica para conectar y mantener encendido el fuego. Todos tenemos un tono energético al cual podemos acceder cuando estamos conscientes mediante el uso de los principios energéticos y los elementos orgásmicos. Esto se puede hacer por teléfono, videochat o sólo quedando en un tiempo para conectar. Con la práctica te darás cuenta de que es real y que se siente tan bien como el sexo físico. Cuando desarrolles estas prácticas podrás percibir que tu capacidad de amor se expande más allá de lo que imaginabas porque tu amor ya no está limitado al tiempo o el espacio y no está definido por una sola persona. Esto significa que puedes encontrar a alguien de quien te enamores energéticamente aunque no estén en el mismo lugar. Entre más expandas tu capacidad de amor, más te amarás a ti mismo. Entre más crezca este amor, más podrás experimentarlo y compartirlo. El concepto básico es que están conectados energéticamente en el fluir en donde no hay tiempo y espacio. Ésta es la llave del sexo energético a larga distancia.

CONCLUSIONES

Hay muchas cosas en tu vida que van a comenzar a cambiar o que ya están cambiando por el simple hecho de estar expuesto a las ideas de este libro. Lo más importante es entender que el amor es infinito, y que el sexo y el placer son tu derecho divino. Al abrazar la idea del amor infinito, y si ya leíste este libro, la transformación ya está sucediendo. Tu capacidad de amar puede seguir creciendo y en un momento la idea de opuestos acerca del placer, la libertad y el sexo ya no tienen tanto peso. Todos estos atributos en un contexto consciente pueden crear niveles de profundidad, propósito y sentido en tu vida que ni siquiera habías soñado. Incluso más profundos que sentarte en una cueva oscura por 10 días viendo la pared. Con el método Yorgasmic puedes alcanzar momentos espirituales que son intensos, hermosos y más conectados que los que han sido usados anteriormente en métodos que llevan años de práctica.

Con el método Yorgasmic estamos entendiendo nuevos paradigmas con los cuales puedes obtener liberación y gozo. Es divertido, fácil y muy conectado. Cada área de tu vida puede estar mejor cuando dices que sí al fluir y al amor. No todo en la vida puede funcionar. Cuando dices que sí en la realidad física a una cosa, le tienes que decir que no al resto, pero en la realidad energética puedes decirle que sí a todo y saber que todo suma. Puedes decir que sí en una forma que permite crear cambios cuánticos en tu capacidad para tener más placer, espacio, libertad y orgasmos.

Los días de sufrimiento terminaron. Las personas que están abiertas a ver nuevas formas y a nuevas ideas sienten los beneficios de este método inmediatamente; tal es nuestra intención al cultivar esta era de consciencia, porque lo último que quiere la gente que se siente bien, amada, conectada y orgásmica es pelear y explotar a otros humanos. Lo que quiere —y queremos— es tener sexo, amar, crear y divertirse.

En el futuro del sexo estamos conectados con nosotros mismos, con nuestra red íntima, con nuestra órbita energética y con la energía que está disponible para nosotros en cada momento. Si te amas y aceptas radicalmente, eres libre y entonces puedes tener todo lo que deseas.

Aprecia tu esfuerzo, celebra y siente orgullo por tener la valentía de navegar profundo en tu ser. Siente orgullo de aceptar tu poder sexual y tus deseos más oscuros. Siente orgullo de aceptar que eres un adulto energético que es espiritual y que abraza el cambio, las nuevas aventuras y las múltiples posibilidades. Sé libre de ser tú, de tener solidez en lo que quieres crear y manifestar.

Tú eres el futuro del sexo y el futuro del sexo es tu nuevo mundo.

Luz, amor y múltiples orgasmos atraviesan el tiempo y espacio y llegan a tu corazón llenándolo de fuerza para vivir la vida que quieres. ¡Gracias por ser tú!

Karina y Lawrence

AGRADECIMIENTOS

GRACIAS

A Lawrence, que ha sido mi mentor y un hombre que me
llevó de la mano para explorar la plenitud de mi ser en
consciencia pura.
A todos mis alumnos y clientes por su valentía y por la
capacidad de abrir su corazón y mente a estas enseñanzas.
Karina

GRACIAS

A Karina, que creyó en mí desde el momento en que nos
conocimos. Un maestro necesita tener una estudiante que lo
motive a ser lo mejor posible.
A mi comunidad de amigos y aliados en este camino de
placer y la libertad.
Lawrence

El futuro del sexo de Karina Velasco y Lawrence Lanoff
se terminó de imprimir en abril de 2020
en los talleres de
Impresora y Editora Infagon, S.A. de C.V.
en Escobillería número 3, Colonia Paseos de Churubusco,
Ciudad de México, C.P. 09030